200+ Horses Book Sudoku For Kids Ages 8-12

Let's Fun Horses

Sudoku Puzzle Books

Easy To Hardest For Kids

Henry Darwin

Copyright © 2019 by Henry Darwin

All rights reserved.

No part of this book may be reproduced in any form or by any electronic or mechanical means, including information storage and retrieval systems, without written permission from the author, except for the use of brief quotations in a book review.

This Book Belong to...

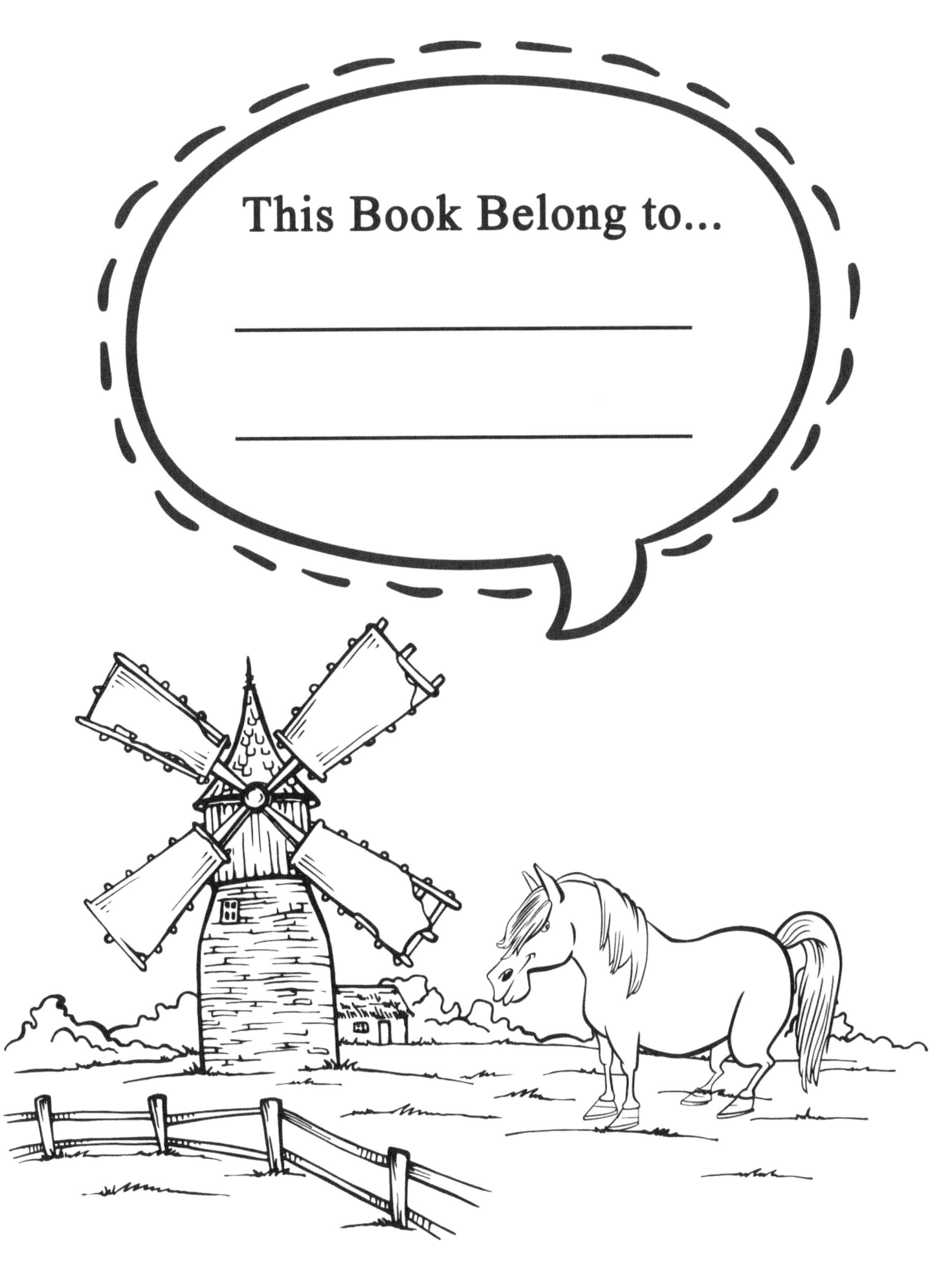

Sudoku Rules

Use Numbers 1-9

Sudoku is played on a grid of 9 x 9 fields. There are 9 "squares" (consisting of 3 x 3 spaces) within the rows and columns. Each row, column and square (9 digits each) must be terminated with the numbers 1 to 9 without a number being repeated within the row, column or square. It sounds complicated As you can see in the picture below of a real Sudoku grid, each Sudoku grid contains some spaces that have already been filled. The more fields are filled, the easier the game becomes: The most difficult Sudoku puzzles have very few fields that are already filled.

Don't Repeat Any Numbers

As you can see, this square in the upper left square (enclosed in a blue circle) already contains 7 of the 9 filled in fields. The only missing numbers in the square are 5 and 6. When we see which numbers are missing in each square, row or column, we can use the elimination process and deductive reasoning to decide which numbers should be inserted into each space.

	7	2			4	9		
3		4		8	9	1		
8	1	9			6	2	5	4
7		1					9	5
9					2		7	
			8		7		1	2
4		5			1	6	2	
2	3	7				5		1
				2	5	7		

For example, in the top left square, we know that we need to add a 5 and a 6 to complete the square, but based on the adjacent rows and squares, we cannot clearly deduce which number to add in which room. That means we should ignore the top left square first and try to fill in spaces in some other areas of the grid.

Don’t Guess

Sudoku is a game of logic and thought, so you shouldn't have to guess. If you don't know what number to place in a particular location, continue scanning the other areas of the grid until you see the option to place a number. But don't try to "force" anything: Sudoku rewards patience, understanding and pattern recognition, not blind luck or conjecture.

Use Process of Elimination

What do we mean by "elimination process" to play sudoku? Here is an example. In this Sudoku grid (see below) only a few numbers are missing in the leftmost vertical column (enclosed in a blue circle): 1, 5 and 6.

One way to find out what numbers fit in each field is to use the "removal process" by checking what other numbers are already in the individual fields (row or column).

	7	2			4	9		
3		4		8	9	1		
8	1	9			6	2	5	4
7		1					9	5
9					2		7	
			8		7		1	2
4		5			1	6	2	
2	3	7				5		1
				2	5	7		

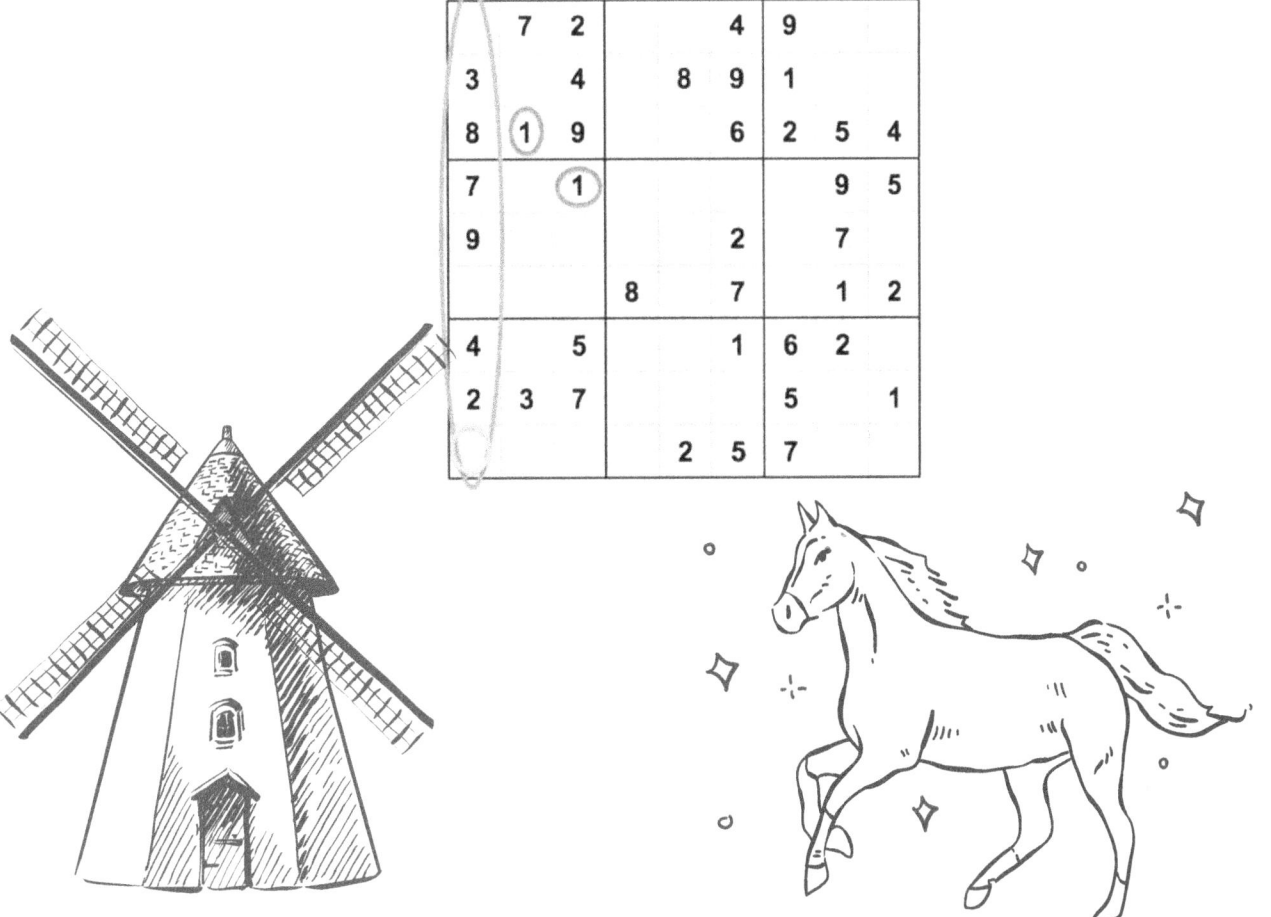

SUDOKU
EASY LEVEL 1

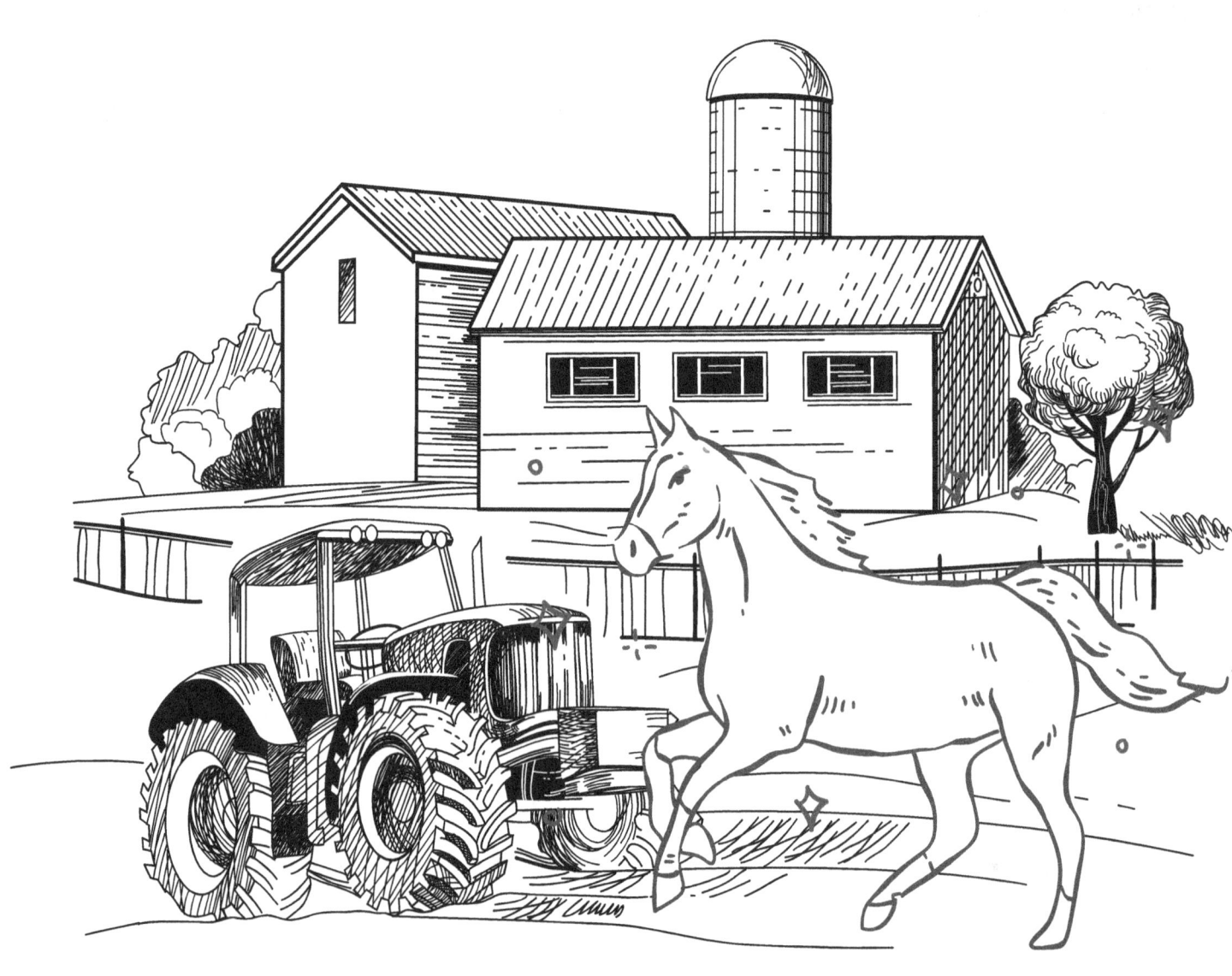

Puzzle 1

		5		1				8
8			9					
6		7	2	4				
	7	3				2		9
1			5		3			7
5		2				8	1	
				9	2	3		4
					4			2
3				6		1		

Puzzle 2

5	3					8	2	
		2	8				4	5
9			6	5				
7		3	2					
		1		3		6		
					8	3		1
				8	5			3
3	8				6	4		
	1	6					5	8

Puzzle 3

			7	3		8	9	1
2	8							
		7					2	5
1			8	5		4	3	
	9	3		1	6			7
9	6				2			
							5	3
8	3	2		9	4			

Puzzle 4

	4	3	8			2		
					2		7	
6			9	7	3	8		
4	8	7						
2								8
						5	4	3
		8	2	4	7			5
	2		5					
		9			6	4	2	

Puzzle 5

9	1		2					7
		8				4	3	
				4	9			8
		9	3	2	1			
	2						8	
			7	8	6	5		
8			1	7				
	9	5				1		
7					5		2	6

Puzzle 6

4	8						1	
9			8					
7		1	3				2	9
5		7	4		3			
			1		8			
			7		9	6		5
8	3				7	9		6
					6			1
		9					7	2

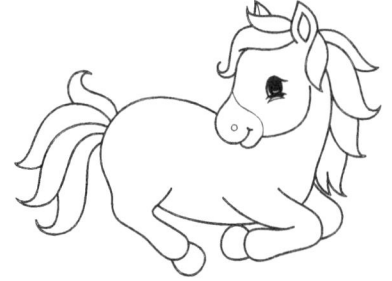

Puzzle 7

	2			6			7	5
					2	4	9	
		6	5			3		
				4	7	5		9
4								2
8		5	2	9				
		4			9	8		
	7	9	4					
5	8			3			1	

Puzzle 8

			9		1	2		
	8			3			5	
	9	2		8	4			
			4			6	7	
		7	2	5	3	8		
	4	3			7			
			1	2		5	3	
	6			4				8
		8	3		6			

Puzzle 9

4	6				8			
7				6	9	8		
	9					3		
5		8			6		4	
	3	4				6	8	
	7		3			1		5
		7				2		
		5	2	4				6
			8				7	1

Puzzle 10

	5			6		3	8	1
	8	6						2
2		1		8				
	2				1	4		
			6		8			
		3	9				1	
			5			9		8
4						1	2	
9	7	8		3			6	

Puzzle 11

9				6		5		
3	8				2			
5				1				7
6			7		3	8		
	3		8		4		6	
	7	5			3			9
4			1					8
		1				2		6
	9		4					1

Puzzle 12

	5						3	4
		4		3		5	9	
	8	9	2		5		6	
					4	6		
5								8
		1	7					
	6		9		8	3	4	
	4	5		2		1		
8	9						7	

Puzzle 13

		1						4
	4	5		7	1			
7			5			3	1	
			3			4	6	
	6	4		2		7	5	
	9	3			7			
	5	2			3			1
			2	8		9	3	
6						8		

Puzzle 14

1	3		9		4		6	
6								8
			6	7				4
7	1		8		2			
8				3				9
			4		1		8	2
3				2	9			
5								7
	8		1		7		9	3

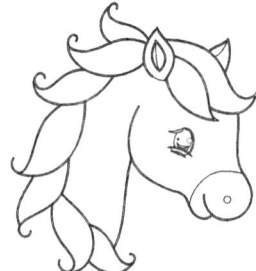

Puzzle 15

		5	3			6	4	7
	6	3		8				
			2		7			
2				5		1	6	
		7				5		
	5	8		3				4
			8		3			
				7		9	5	
3	1	9			6	8		

Puzzle 16

		4	2					
	3				9		1	8
	1			7	8			2
						1	6	3
		9	4		6	7		
6	2	3						
7			9	2			8	
5	6		1				4	
					4	2		

Puzzle 17

2		4			8	6		
			6			4		3
1		6				5		
	2		1	5				
	5		3	9	6		4	
				2	4		3	
		2				9		8
9		1			5			
		8	7			2		6

Puzzle 18

	1		5		4			
					8	3	4	7
7								2
		6	9			7		
3	8		7	6	5		2	9
		7			1	8		
6								1
8	9	4	6					
			8		9		6	

Puzzle 19

				9	5		2	3
		7	1	8				
						4		1
		5			7		8	
7		9	3		2	1		6
	1		9			5		
4		6						
				7	9	3		
8	9		4	6				

Puzzle 20

						7		
		7	4	9	2			
4	3	6		8				
7			1			2		3
1	2						8	4
6		5			8			1
				2		6	1	5
			7	6	5	4		
		9						

Puzzle 21

		9			4			1
2	5							8
		4	6	5				
		2		1		7	6	
	1	7		8		9	5	
	6	5		4		1		
				6	9	3		
4							9	6
7			1			4		

Puzzle 22

3					8	9		
	9		1	5		2	7	
	8		7					
		3			1	7		
	4		3	8	5		2	
		6	4			8		
					9		1	
	6	1		7	2		4	
		2	6					7

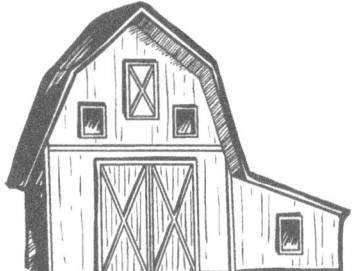

Puzzle 23

			7		1			
4				8		7	2	
2						1		9
			5			8		4
8		4	1		7	9		3
1		5			8			
9		7						8
	4	1		9				2
			3		5			

Puzzle 24

2		7					3	
		4	8			5		2
			2	4				1
	3	8		1	4			
		6				4		
			7	8		9	5	
1				7	8			
7		5			3	1		
	9					2		6

Puzzle 25

	3	7	9			8	1	2
9					3	7		
			4			5	3	
5		3						
	2						5	
						6		3
	1	4		8				
		2	5					6
7	5	8			4	9	2	

Puzzle 26

			5	1		9	3	
			3					2
	1	9				8		
		7	9			4	5	
9			6	5	7			1
	6	5			2	3		
		2				1	4	
6					8			
	8	4		2	5			

Puzzle 27

		8						
	1		8	6		9	5	7
	2		5					
6		2	9			1		
	4	1				6	8	
		7			8	2		9
					6		2	
1	9	6		2	4		3	
					7			

Puzzle 28

	2	1						6
			5					9
4		5		2	3			
	7	2		5	4		9	
	5						7	
	4		7	9		6	8	
			1	6		9		8
8					5			
5						3	4	

Puzzle 29

					5			4
6		1		2		9	8	7
2	3							
		3		1	8	4		2
1		9	4	3		5		
							5	1
4	6	7		5		8		9
3			7					

Puzzle 30

		3		8			7	
1	6	7			3	8	4	
8					5			1
						7		9
		5		1		4		
2		9						
9			7					3
	7	8	9			2	6	4
	4			3		5		

Puzzle 31

4				6	9		1	
		7	1				6	
1		9				5	3	2
						9		1
		4		5		3		
8		6						
3	9	2				8		7
	5				4	6		
	4		7	9				5

Puzzle 32

		7		3	4			
4						1	8	6
	9	2						7
			6	3		9		
	4		5		7		2	
	7		4	8				
2						8	1	
8	1	3						5
			3	1		9		

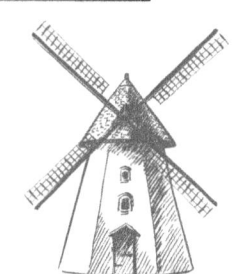

Puzzle 33

	9				3			4
	6	5		9			3	
		4		2				
2				7	1		6	9
	1			3			2	
9	3		5	8				1
				6		7		
	7			4		2	9	
5			9				4	

Puzzle 34

9	5		4			1	3	
			2	6				7
				1			2	
				9	1		5	
6	1						9	4
	9		7	4				
	2			7				
1				2	6			
	4	5			9		1	2

Puzzle 35

				8	4			
	1			3		7		6
7			6		1	5	9	
						6	1	4
1								3
4	8	3						
	6	7	3		5			9
9		1		7			8	
		2	4					

Puzzle 36

					5		2	
7					1		6	
	3			7	9	4		5
6	9			1				
		4	5		6	1		
				4			8	3
4		3	2	5			7	
	6		1					2
	5		3					

Puzzle 37

2		7	8	3	1			
			7			2		1
	5	6		2				
	1					7	5	
	7			1			6	
	2	9					3	
				8		4	7	
8		1			4			
			2	9	5	8		6

Puzzle 38

5	2		4					
		9		3				1
1				8				2
	1	5	2				8	4
8				4				5
3		2			5	1	7	
2				5				7
6				1		9		
					9		4	3

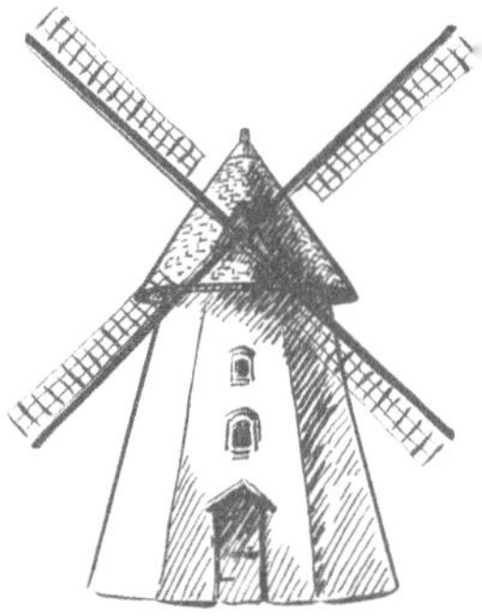

Puzzle 39

	4		1	5			3	
		5				1		9
	6		7	9	4			
6					2	7		
	2						8	
		8	3					6
			8	2	1		7	
5		3				8		
	7			3	6		1	

Puzzle 40

7	8		4	2				
	2			8	6			
		9		3			8	4
1							5	2
9								1
2	4							3
4	3				9		1	
			8	1			9	
				7	3		2	6

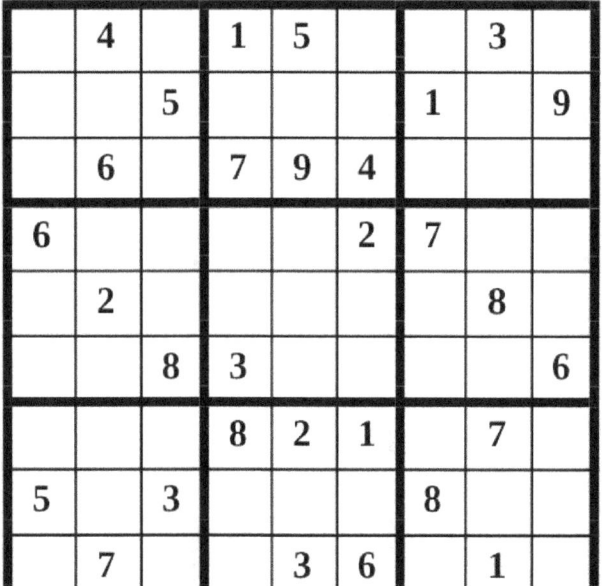

Puzzle 41

			6			1	7	
3	6	1					2	
	2		9		1		3	
		9				8		
6	3			4			9	1
		5				3		
	9		5		2		8	
	1					6	5	7
	8	4			7			

Puzzle 42

1		7			9			
5				4		3		
				7		1	8	
			5		1	2		9
	5		4		3		7	
9		4	6		7			
	6	9		1				
		1		5				2
			9			8		4

Puzzle 43

	6		7			4		
		7	1		2		3	
8		2	4				5	
	1	9		2				7
6				9		2	4	
	5				3	6		8
	4		8		6	9		
		6			5		2	

Puzzle 44

				2		8		
8			4	5		6	7	
4		5	7					
	3					1		5
		8	5		4	3		
6		7					2	
					3	5		8
	9	3		6	7			1
		1		4				

Puzzle 45

3	6	9						
5			7		3			4
			1	9	2			
9							5	1
		4	5		1	7		
8	1							2
			4	8	6			
4			2		9			3
						4	6	9

Puzzle 46

	5	9			1			3
		1	3		2	8		5
				5				
	8	5			9			
3		6		8		1		9
			4			5	8	
				7				
7		2	6		4	9		
9			1			3	4	

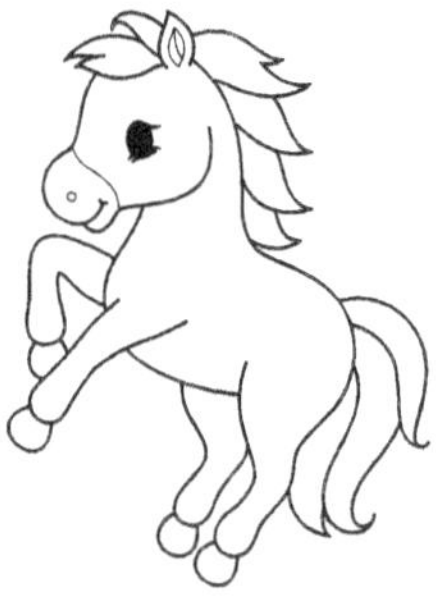

Puzzle 47

			7		3			8
1		9				5		7
			2		5			
		4		5	2		8	
	1		8	7	6		2	
	6		4	3		7		
			9		7			
6		5				9		4
3			5		8			

Puzzle 48

	6	7			3			
	9			8		5		6
		4						1
		6		4	5		9	
8			2		9			3
	5		7	3		8		
6						2		
7		8		1			4	
			4			7	3	

Puzzle 49

		2	5				4	
			6			9	2	
	9	7		4		6	5	
3			7		5	6		
				3				
	1	9		8				2
	6	8		9		4	1	
	4	1			5			
	5			2		7		

Puzzle 50

				1		4		
2				4	9		6	
					7	8	9	
7		9	5			1		
	1	5				9	2	
		3			6	7		5
	5	7	3					
	8		9	5				7
		6		2				

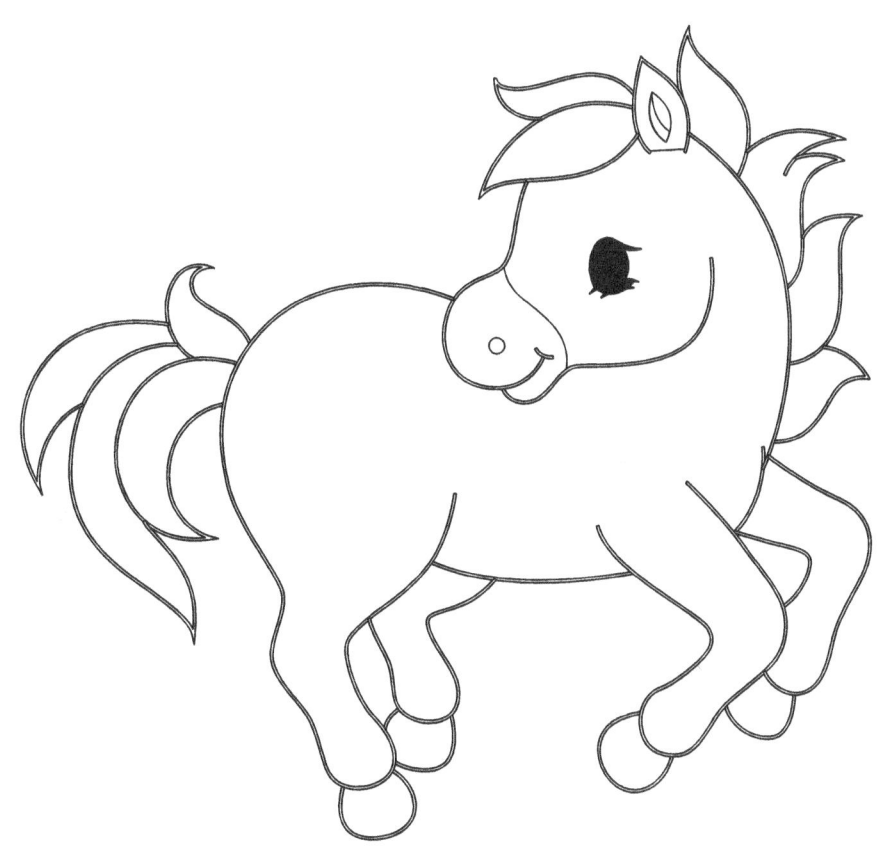

SUDOKU
MEDIUM LEVEL 1

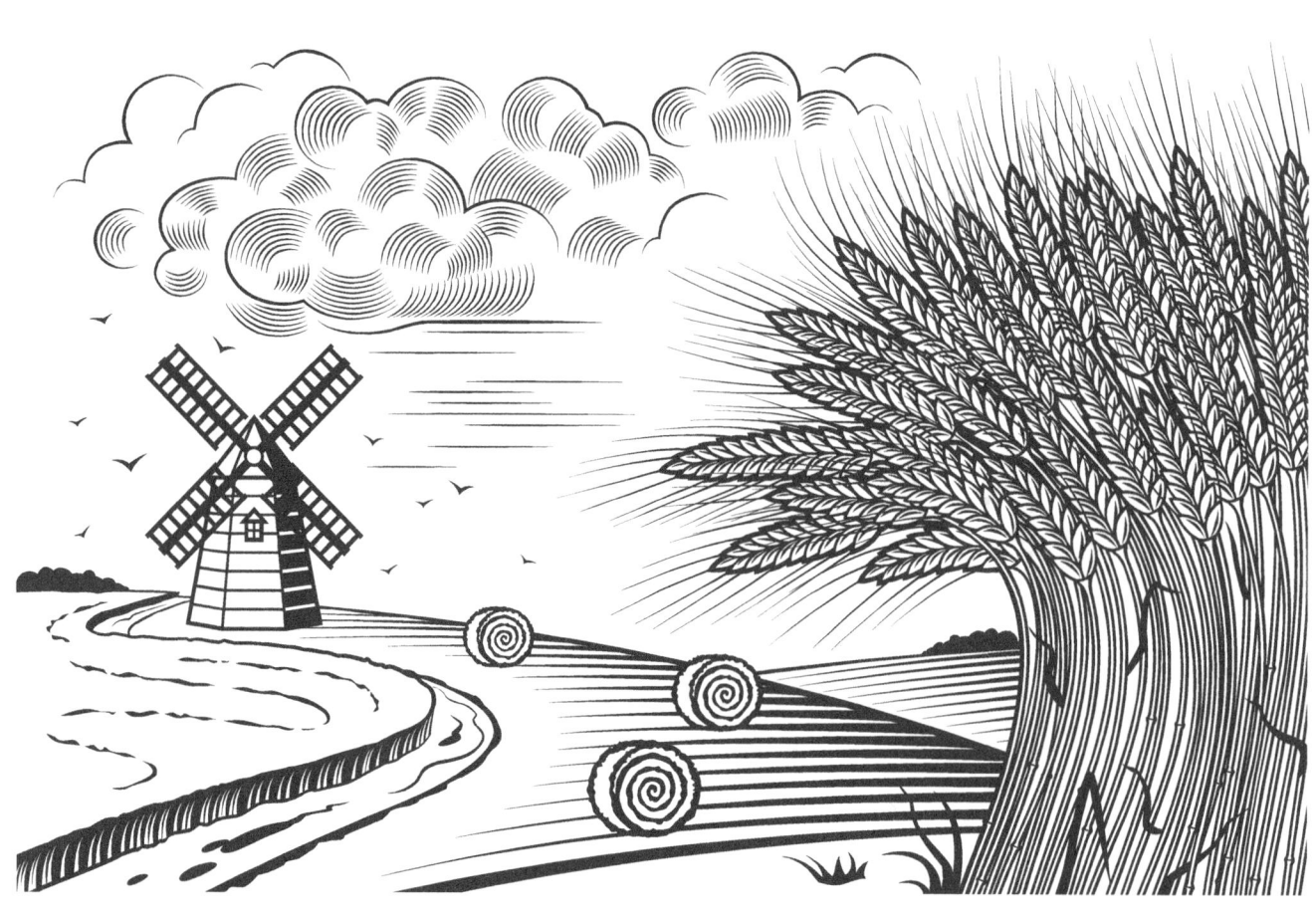

Puzzle 1

		9		1	5	6	3	
			3		8			4
5		4						8
					3	2		
3		6		8		5		9
		1	2					
7						9		1
6			9		4			
	9	3	1	7		4		

Puzzle 2

5		4			1	6	7	
	1			8			5	
		7		4	5			
					8	9		
6			2		3			7
		9	5					
			8	7		1		
	2			3			6	
	6	8	1			3		9

Puzzle 3

	4				7			1
			6				7	4
	9			2	1	8		
	6			5	4	3		
3								8
		4	3	7			5	
		2	1	8			3	
4	3				9			
1			2				8	

Puzzle 4

8	7				6	2		
		9		2	7			
		3	5					
3			1			4	7	5
		6				4		
	1	5	6		8			9
					5	9		
			7	8		1		
		7	4				6	2

Puzzle 5

		4		5	8		9	7
					1			
	6		3	4		1	2	
		5					6	2
8				6				1
9	4					7		
	2	1		8	6		3	
			1					
4	5		2	3		8		

Puzzle 6

5		6	9		1		3	8
			3			7		
1	8			2	7			
			2			4		7
6		8			4			
			7	9			1	4
		9			3			
8	6		1		2	9		3

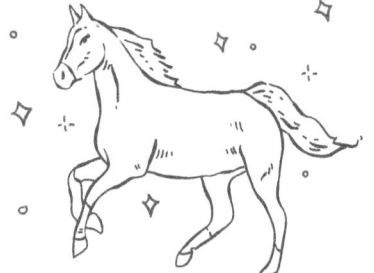

Puzzle 7

			2				3	1
	7		3	4				
	8		1			6		4
	4	3	5					8
		6				3		
8					1	4	6	
1		8			3		4	
				1	8		2	
2	9				5			

Puzzle 8

8			9				1	
	1	3		8			6	
7			1	6	4	5		
					6	8		
	5						2	
		1	8					
		5	2	4	1			3
	7			5		1	9	
	6				7			5

Puzzle 9

		2	5	9			7	
5		4	7		3		8	2
4			9	3				7
		9				2		
6				7	2			1
1	8		2		7	4		3
	5			1	4	7		

Puzzle 10

		4						2
		2		4	5			
6	7		3					
9		8		5			3	6
	2	1				4	7	
7	3			2		1		8
					1		8	7
			8	9		5		
2						9		

Puzzle 11

			7		4		9	8
			9			4	1	
		8			5	2		6
	8							2
	3		8	9	2		4	
4						6		
2		3	4			7		
	7	4			9			
1	5		6		7			

Puzzle 12

						9		
	9		3		8	4		2
7	1			2		6		
	2		5			3		
	8		4	1	2		9	
		4			3		2	
		3		4			6	9
9		1	2		7		3	
		5						

Puzzle 13

	4			7		5		
		9		5	8		1	
			3					6
				1	6		5	2
	2	1				4	6	
5	3		2	4				
9					1			
	6		4	2		8		
		7		6			2	

Puzzle 14

			7	2				3
					1	5		
	1					7	8	2
		9	2					7
8	6		3		5		4	1
3					8	6		
9	4	3					6	
		1	6					
6				4	3			

Puzzle 15

		1	5				4	6
	9		6	7		3	1	
4					8	9		
		8			1			
		3		2		1		
			8			6		
		9	7					1
	1	2		6	3		7	
3	4				5	2		

Puzzle 16

2				8		6		
5	8	1	7		3		2	
			4		1	3		
	7							3
			9		7			
1							6	
		8	3		5			
	1		6		2	7	8	5
		2		7				9

Puzzle 17

			2		9			
		2				3		1
7				6	4	2		8
						5		3
4		9	3	5	8	7		6
3		5						
2		8	6	4				7
5		7				9		
			9		1			

Puzzle 18

		3	4	8				
	9	4			7	6	3	5
6								
				2			5	6
9		8				4		2
2	4			9				
								7
1	6	9	7			5	8	
				4	5	1		

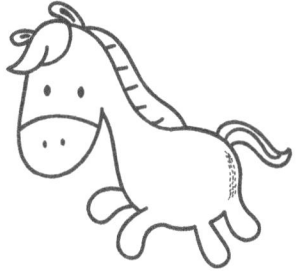

Puzzle 19

				7			2	9
9		2	1	3	8			
		7			5	3		
				6		4	7	
8								3
	3	4		8				
		6	7		8			
			6	2	3	7		5
3	7			5				

Puzzle 20

	3	4		7			9	
	9		6	1		4		
1		6						7
					7		6	
8	5						4	2
	1		8					
3						9		8
		1		8	5		7	
	4			3		2	1	

Puzzle 21

	4	1	7		3			
		5	8					
3	8			5		2		1
			1			3		
	1	4				5	9	
		8			2			
8		6		1			3	7
					9	1		
			4		7	8	6	

Puzzle 22

	7	1	6	9			4	
			2		4			
8			5		7			9
7	8							1
		5		4		7		
3							9	2
1			9		6			4
			8		2			
	2			3	1	9	5	

Puzzle 23

		1						4
		9	7		8			
	2	5		1				8
8		4			6	3		7
1								5
5		3	8			6		9
4				6		5	9	
			5		3	4		
2						7		

Puzzle 24

	8	9					4	2
2	5			3				6
		7		8	5			
9	7	6						8
8						7	1	9
			7	5		2		
4				2			6	7
7	2					1	9	

Puzzle 25

7	6		3	1				5
		3			6			2
	8				4			3
6		4						8
	9						6	
2						3		9
3			1				4	
8			6			2		
4				5	8		3	1

Puzzle 26

5		2	4	3				1
		1			5	7		
	9				6			
9	7						3	8
4								9
6		3					2	4
			9				8	
		9	6			4		
8				4	2	1		6

Puzzle 27

5		6	2				4	
		9	4		5	6		2
	4				3		5	
9		4					1	
				5				
	1					7		8
	2		6				9	
4		8	5		7	2		
	5				2	8		1

Puzzle 28

		7		5		4	3	
		8		3				1
			8				5	2
	2		5				8	
1		5				2		6
	7				1		9	
7	3				6			
8				9		3		
	5	4		1		7		

Puzzle 29

	7		6				8	
	9			1		3		
	5		7		3	4		
4			9					
5	6		2	3	4		1	9
					1			4
		8	1		6		2	
		2		7			4	
	3				2		6	

Puzzle 30

	4		9		2		5	8
8			3	5				2
			4					
4	6	5					2	
			1		7			
	8					3	6	9
					1			
2				9	3			4
3	7		2		5		8	

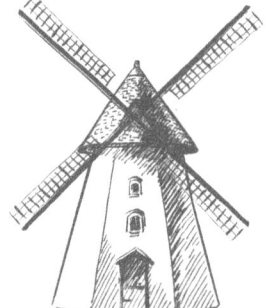

Puzzle 31

			4		7	8		
	7	3		8				
	1	8	3			5	9	
	2		9	5				
		9				2		
				2	8		6	
	8	5			9	7	3	
				4		1	8	
		4	8		6			

Puzzle 32

3		2	8	1				
	1	7				2		
		5				9		8
2				3	8			4
			7		1			
7			5	9				6
4		8				6		
		6				3	4	
				6	4	8		7

Puzzle 33

	7	4				9		1
9		8		1	7			
					9		6	8
4	5			2				
		3				8		
				7			5	6
7	3		8					
			7	5		6		9
5		9				3	4	

Puzzle 34

							1	
6		3			8	9	2	5
				3		4		7
7						4		
	1	9	2	4	6	7	5	
	5							1
4		5		6				
1	3	8	7			6		4
	2							

Puzzle 35

			7			5	4	
	7					3		
5		3	1	8				
	1		2					7
	8	7	6		4	2	5	
3					1		9	
				6	8	1		4
		1					8	
	9	8			7			

Puzzle 36

								5
	8		4				3	
9				2	5	1	4	
6				4		3		1
4		3		6		2		7
5		2		7				8
	2	4	9	5				3
	5				1		2	
3								

Puzzle 37

			4	7	8	3	9	
6							8	
		7	5	3				
				9		2		7
	7		2		4		5	
4		8		5				
				8	5	6		
	3							4
	6	5	3	4	2			

Puzzle 38

2		3	5		7			6
			2	1			3	
				8	3			7
		5				2	9	
	2			5			8	
	6	9				7		
4			8	7				
	7			2	5			
9			3		6	8		2

Puzzle 39

4	2		8	1	3			
6		7			5			3
							8	
9	4			2				
2			3		8			1
				9			5	2
	5							
1			7			8		4
			4	3	6		7	5

Puzzle 40

1				4			8	5
9					3	6		
			2			7	1	
	4	2	8					
	3	8				1	5	
					4	2	7	
	6	5			8			
		9	4					6
2	7			5				1

Puzzle 41

			1	8				7
		1						
6	7	8			5			
4			3		1	6	9	
	3	6				7	5	
	8	5	7		4			2
			2			5	1	3
						2		
2				4	3			

Puzzle 42

	3		5		2	4	9	1
				9				
	9					2	3	
	2	3						7
		8	1		7	3		
7						6	1	
	7	9					4	
					5			
8	5	6	2		1		7	

Puzzle 43

	9		4	2	3		1	
2			1	9				6
							3	
6					4	5		
	5		2		1		6	
		4	8					7
	6							
1				8	7			2
	7		3	4	9		5	

Puzzle 44

		8	6		5			4
	9		2			7	6	
				4		2		
				6	2			
1	2	7		5		4	8	6
			1	8				
		5		1				
	1	2			6		9	
7			8		3	5		

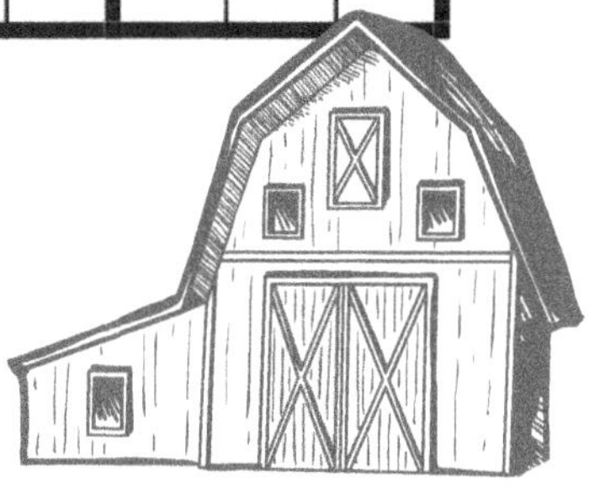

Puzzle 45

	3		5			4	7	
4			7			3		2
6				4		9		
		5	6	8				1
2				5	9	6		
		4		1				3
9		6			5			4
	8	2			7		5	

Puzzle 46

7				4	9		8	6
			1				7	
				3		9		5
		6	8	1			3	2
8	2			9	3	5		
1		3		5				
	9				7			
4	5		9	8				7

Puzzle 47

	2				9			
6					1	9		3
	4	9		7	2	5	8	
	8					3		
			9	2	4			
		2					5	
	5	3	1	9		7	4	
1		7	3					5
			2				3	

Puzzle 48

6			5		7	9		
	5				4			2
			9	6			3	5
			8			5	2	
		1				3		
	7	2			1			
1	9			4	2			
2			6				1	
		7	1		5			9

Puzzle 49

	1	4			8			
				1	2	8		
			4		9		2	6
4	2					6		7
7								1
8		6					9	3
9	3		7		1			
		5	9	8				
			3			7	1	

Puzzle 50

		8		9		5	7	
1				7			8	
				5		9		2
	3	1	4			2		
				8		1		
		4			5	1	6	
6		3		8				
		2			6			9
	9	7		2		6		

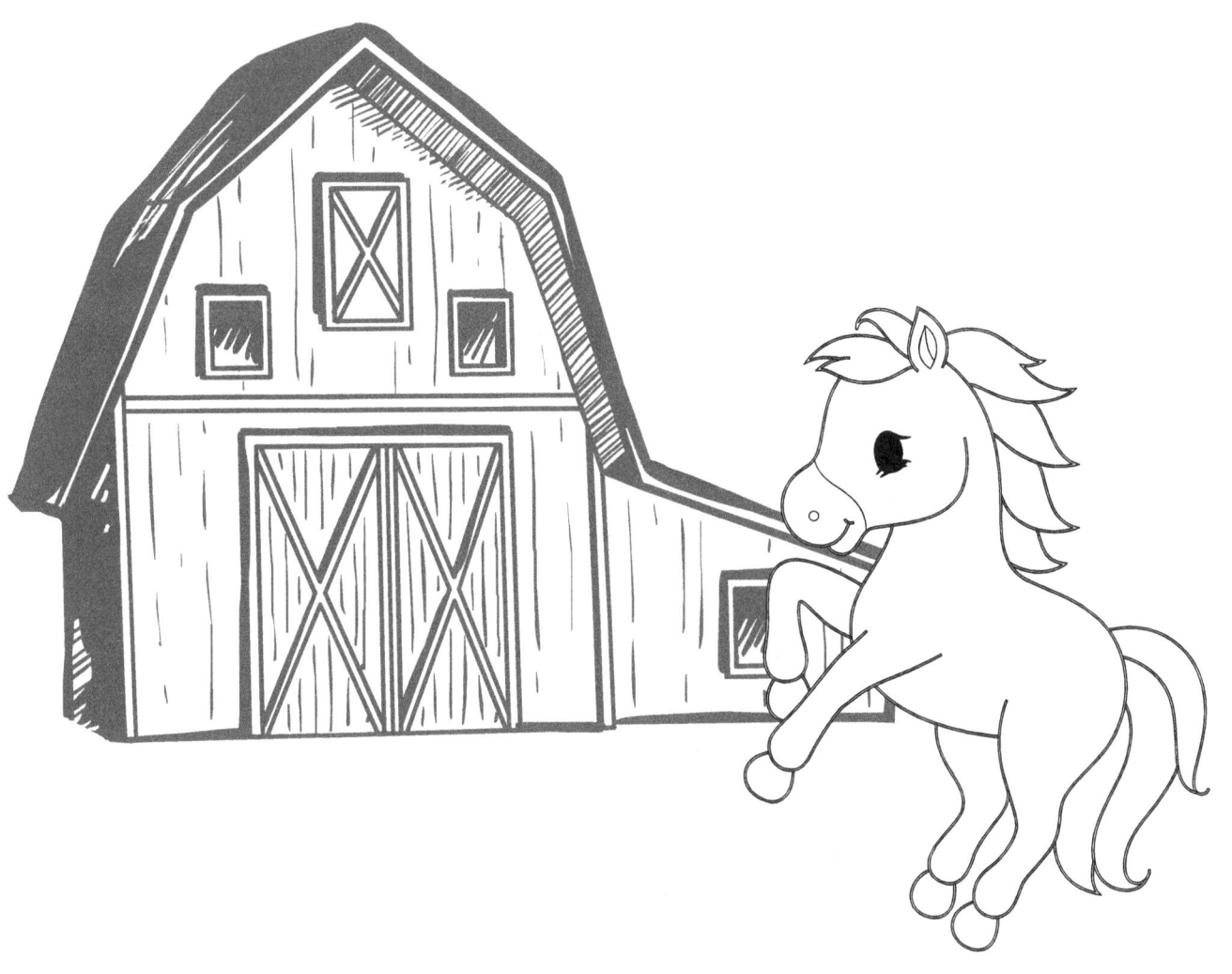

SUDOKU
MEDIUM LEVEL 2

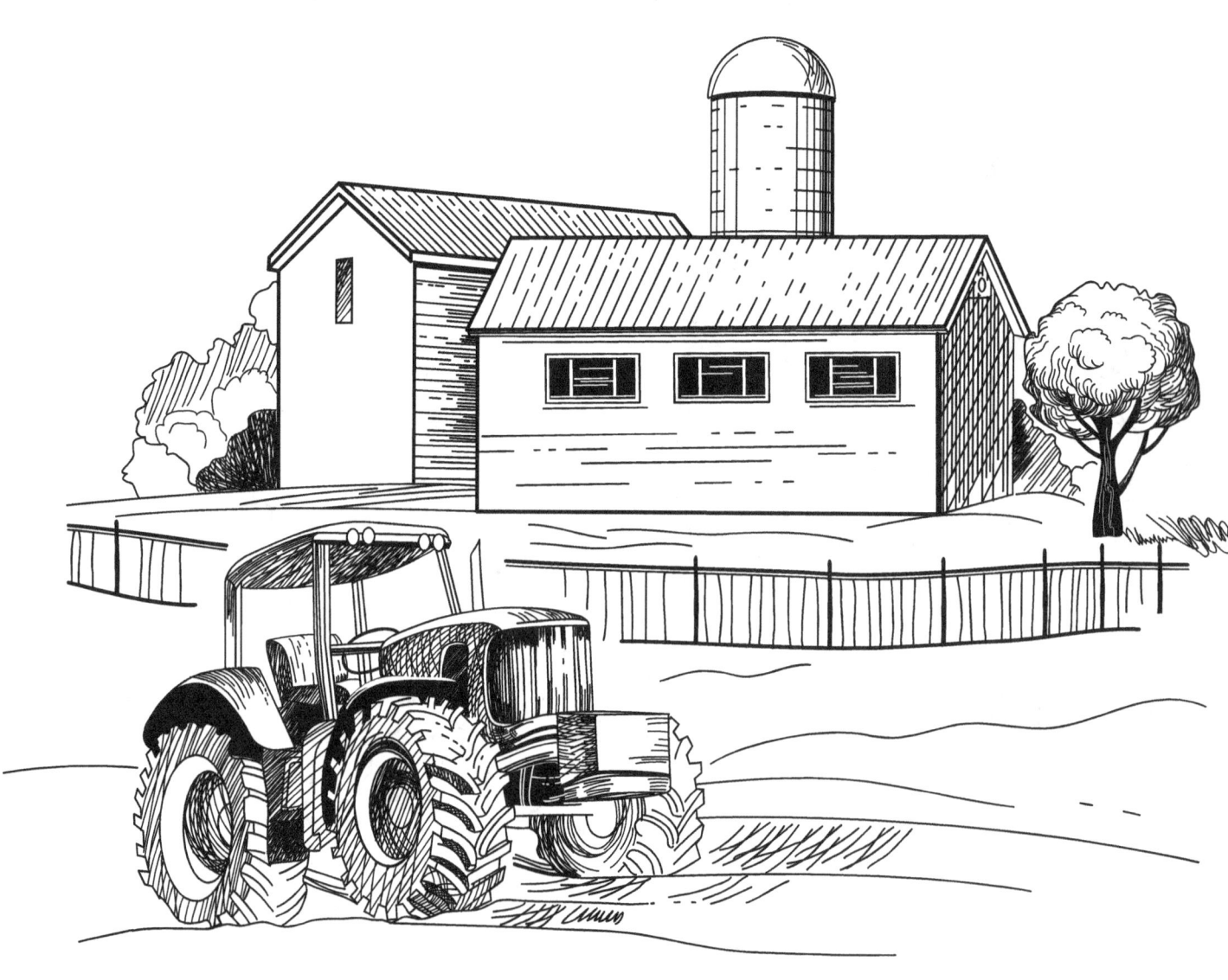

Puzzle 1

	7					8		
8		9			4			
				5	1	4		
5		7		8		9		6
2			9		7			4
9		3		2		1		8
		4	7	6				
			3			7		2
		2					4	

Puzzle 2

5	6		3					
				5	2			7
	2		6			3	4	
7	9		8			2		
	3						8	
		2			6		3	4
	7	8			5		6	
6			4	2				
					3		5	8

Puzzle 3

	1	2						7
			7			6		2
4		7			8		1	
8				6	9		3	
			2		7			
	9		3	5				6
	8		6			1		5
6		4			3			
1						4	6	

Puzzle 4

	2							
	4		8					5
6		1					4	7
		2		5	7	3	6	
	5		3		6		7	
	6	3	9	8		5		
2	3					1		6
8					2		9	
							2	

Puzzle 5

6				1			8	
9				5			6	7
					2	4		
	9		2	7			4	
		5	1		3	8		
	2			4	8		9	
		1	4					
4	6			8				2
	7			6				4

Puzzle 6

4					9			1
	6			3				2
	7	5		1	2			
			9		1	6		8
	8						3	
1		4	6		3			
			3	2		4	9	
8				9			1	
6			1					5

Puzzle 7

		6	7	9				3
2	8							
7					6	4		
			9	8			7	2
1		2				6		9
8	7			6	2			
		5	3					7
							6	4
9				4	7	2		

Puzzle 8

9				3			7	
6	7	8	4		5			
4		3			2			
1							5	
	4		7		1		2	
	2							1
			3			8		9
			5		4	2	3	7
	3			9				4

Puzzle 9

		3			2	9		
		7	4	8			5	
		1				8		6
7	6		2			3		
1				6				5
		4			1		2	9
3		2				4		
	1			2	4	5		
		6	1			2		

Puzzle 10

9			5		1			6
1	6					4	8	
						9	3	
7		3	2					
	2	8				1	6	
					7	3		9
	5	9						
	4	7					1	3
3			7		4			2

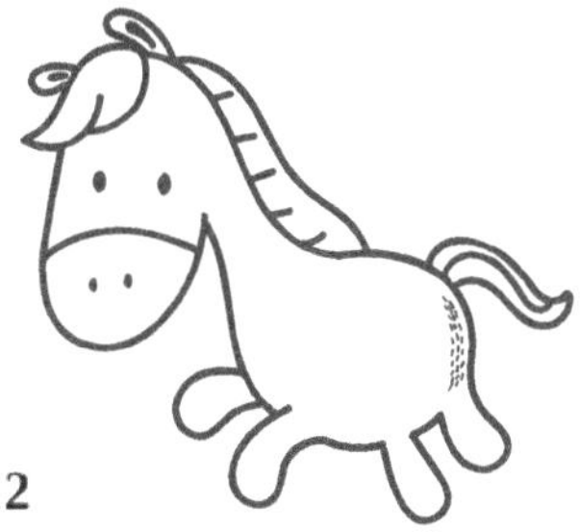

Puzzle 11

					6			2
				3	5		9	6
	2	8		7			5	3
1			4					
	6	7		1		9	3	
					7			8
8	1			5		2	4	
3	9		7	2				
7			6					

Puzzle 12

				8		3	6	1
					1		5	4
		2		5			7	
2			8		9	4		
	3						1	
		9	2		3			5
	4		1			6		
9	7		6					
6	2	8		9				

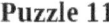

Puzzle 13

							7	6
8				5				4
6				3	7		9	
			9		5	1		
9	5	1				7	3	2
		6	7		3			
	2		6	7				3
7				4				9
1	3							

Puzzle 14

					6		8	
5	9			8				2
		8		1		5	9	
4	1		9		3			
	8						6	
			6		8		3	7
	2	7		6		9		
6				2			4	8
	4		8					

Puzzle 15

8	5		9			6		
	7	3	8		2	1		
	6				7			
7	1		4			9		
				2				
		6			9		5	4
			2				1	
		4	6		8	3	7	
		5			1		6	9

Puzzle 16

		2		5		9		
5			3	7			1	
7	1	8			4			
		9	5		6			
	8						9	
			7		3	1		
			1			2	6	9
	4			6	7			5
		5		3		7		

Puzzle 17

			1					9
8				4	3	2		
	1						4	
9	4	1	7				3	5
2								6
5	3				9	1	7	2
	2						6	
		7	5	1				4
3					6			

Puzzle 18

	3	5				6		
		1		8		7		
6			3		7		2	
3		7		1				
	5		2		3		6	
				5		8		7
	8		5		9			2
	6		2			3		
		2				5	9	

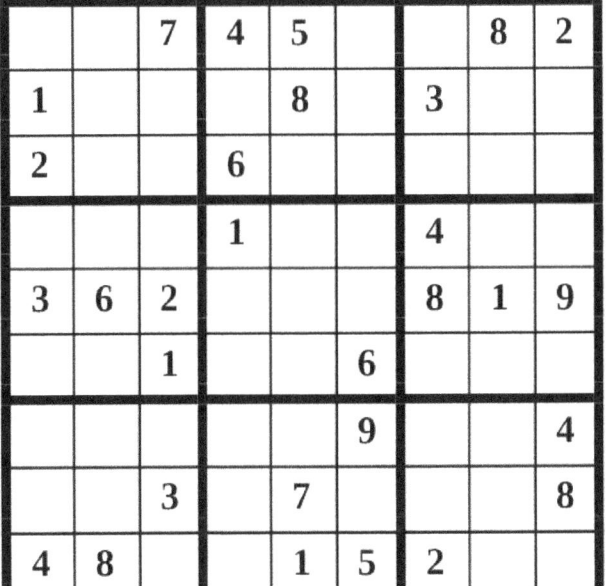

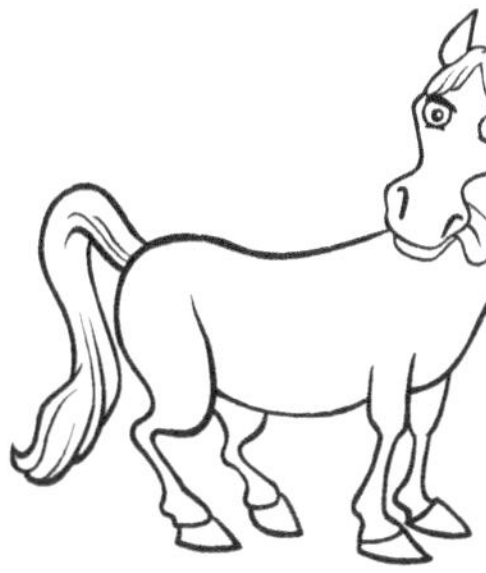

Puzzle 19

		7	4	5			8	2
1				8		3		
2			6					
			1			4		
3	6	2				8	1	9
		1			6			
					9			4
		3		7				8
4	8			1	5	2		

Puzzle 20

					8	1		7
	9					3	4	
				7		2	6	8
1					2	7		
	2		4		7		1	
		5	1					4
8	6	9			3			
	3	1					8	
4			7	8				

Puzzle 21

5			7	8			3	
			6	3	9	1		
1					4	8		
3				6		2		
	8						4	
		7		4				8
		9	8					4
		2	3	9	7			
	1			2	6			9

Puzzle 22

9		1			4			
7				9				
	4			1	6		7	
3		8	4		1	5		
	6						1	
		9	5		3	6		2
	9		1	3			2	
				4				9
			9			4		3

Puzzle 23

				4	7	3	6	2
		7	5		2			
				3		5		1
			1			7		
7		9		8		4		6
		3			9			
1		6		5				
			8		6	1		
9	8	5	4	2				

Puzzle 24

1			9			4		
		9	4	2		5	3	
	2		5	8				1
		7						4
		8				6		
9						3		
4				7	9		5	
	8	5		1	4	7		
		1			6			2

Puzzle 25

7		8		5		9		6
	9						1	
	6		8					
5	3		4			7		
	4		5		3		2	
		9			6		5	3
					1		8	
	8						6	
2		1		6		5		9

Puzzle 26

	6	1	8					
			7				4	5
					3	1		
	7	2	3	6			9	
		6	5		1	8		
	4			8	2	6	7	
		3	6					
	1	8		7				
				9	3	6		

Puzzle 27

					2			
	4		9				8	1
	8	6						7
	5	7		1				4
	9	2	3		6	7	1	
8				4		5	2	
1						4	5	
9	3				1		7	
		4						

Puzzle 28

2	7					8		
	8		5	7				
5			9					2
		2	7				1	3
9		7		4		2		8
1	3				9	7		
7					1			6
				5	4		2	
		1					8	4

Puzzle 29

8	5				3		9	
	1	4						
				6			5	7
4				3	1			
1	2		5		6		7	9
			2	4				8
3	6			7				
						7	8	
	9		3				2	6

Puzzle 30

	3			1	9			
	9		8					
6		8		2	4			9
5					8			7
		4	2		6	1		
7			4					8
2			6	3		5		4
					5		3	
			1	8			7	

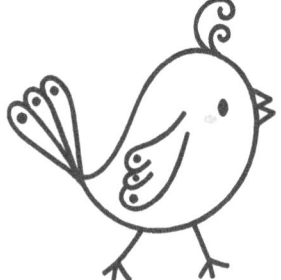

Puzzle 31

	9	4	8			6		
					4			5
					3			4
6	2			4	1		9	7
				6		8		
7	1		5	9			6	8
1		5						
2			9					
		7			5	2	4	

Puzzle 32

		3	9	6	1			2
	7				8			
	9		3					6
9		6			5			4
	4						5	
3			4				9	1
5					7		1	
				5				9
7			1	9	6	2		

Puzzle 33

			8	4			7	
9		7	1	3				4
4		6						9
	6	9			5			
7				2				5
			9			6	3	
8						4		1
5				1	8	7		3
	3			9	7			

Puzzle 34

	6	7	9	3			1	
	9			1				5
		8			6			3
	3	1						7
	7			9			8	
6						4	3	
9			3			7		
7					6		4	
	4			8	7	5	6	

Puzzle 35

8	5				6		7	
6		2		3		9		
		3						6
		5	8					4
		7	3		1	5		
4					9	1		
7						4		
		4		8		3		9
	9		5				8	1

Puzzle 36

		1		6		4		2
		6			9	3	7	
	4			1	3		6	
2		4						
	1			7			3	
						5		4
	7		6	5			8	
	2	9	8			6		
6		8		3		1		

Puzzle 37

	1	9		5				
4				7	1	8		
	2					4		3
7	4	3						2
	8			9			7	
1						5	8	4
9		8					4	
		1	6	4				9
				1		6	3	

Puzzle 38

7								
		3	5			2		1
	9			3	8		5	7
2						3	7	
	6		4		3		9	
	5	8						4
9	2		3	8			1	
8		4			5	7		
								2

Puzzle 39

8			4					
7		6			1			
	9	4		2			8	
	1	7			2			
4	3	5		9		1	2	6
			5			9	7	
	4			7		5	6	
			6			3		1
					8			7

Puzzle 40

		6	7	1	3			
							7	3
9		7					4	
6			5	4		3		1
	9						5	
5		2		7	9			8
	2					6		3
	5	9						
			2	8	4	5		

Puzzle 41

				4				1
6			9			2	7	3
7		9				4		
5					2	7		
		2	7	1	5	9		
		6	4					2
		1				3		8
8	6	7			4			9
3				2				

Puzzle 42

	1		3	9			4	
							8	
7				4		9		2
4		9	1		7			
6	8						1	9
		9			2	8		4
3		5		7				8
	4							
	9			3	8		6	

Puzzle 43

			3	5			8	
			9			3	4	6
3		2	7		5			
8				6		1		9
7		3		9				8
		8			4	2		5
2	1	5			7			
	3			2	9			

Puzzle 44

			5			2		
	8	9	1					3
2	6					9	1	
9			8		5			
		5	2		4	6		
			6		3			1
	7	3					2	9
6					7	1	5	
		2			1			

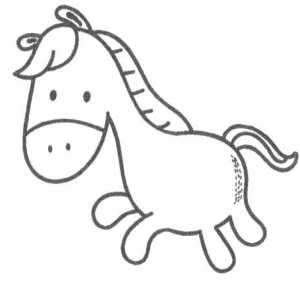

Puzzle 45

1		2		5	3			9
9	6		4					3
	4		2					
		9				6		1
			3		2			
5		8				7		
					1		9	
2					6		1	7
4			9	3		2		8

Puzzle 46

	1	3			8			5
				4		8	3	
		2	3	6				
9			4			1		
3	7			2			8	4
		5			1			3
			3	4	2			
	6	7		1				
2			5			6	9	

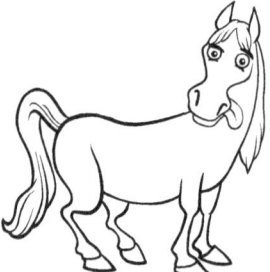

Puzzle 47

	4	9			6			3
			2	9		8		
2			1				4	
		3		2			7	9
	5						8	
6	2			7		3		
	8				7			6
		5		6	2			
1			3			7	5	

Puzzle 48

9		6				1		
2	8		6			9		
		1	7	4				
				1				8
	9	3	8		4	6	5	
6				2				
					6	2	9	
		9		7			8	3
		2				4		1

Puzzle 49

6					8	9		
	5			3	7			8
7		3	1		9			
	4			1				
	9		2		3		6	
				5			8	
			4		5	2		3
2			8	6			9	
		9	3					6

Puzzle 50

3						6	1	8
6		7	4					
	5		9	6				
		1	5			9		6
9								4
8		5			6	7		
				2	8		6	
					9	8		1
2	8	9						3

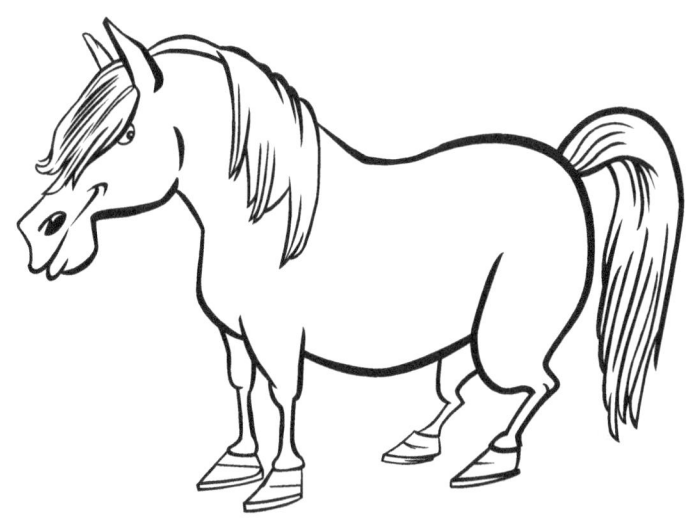

SUDOKU
HARD LEVEL 1

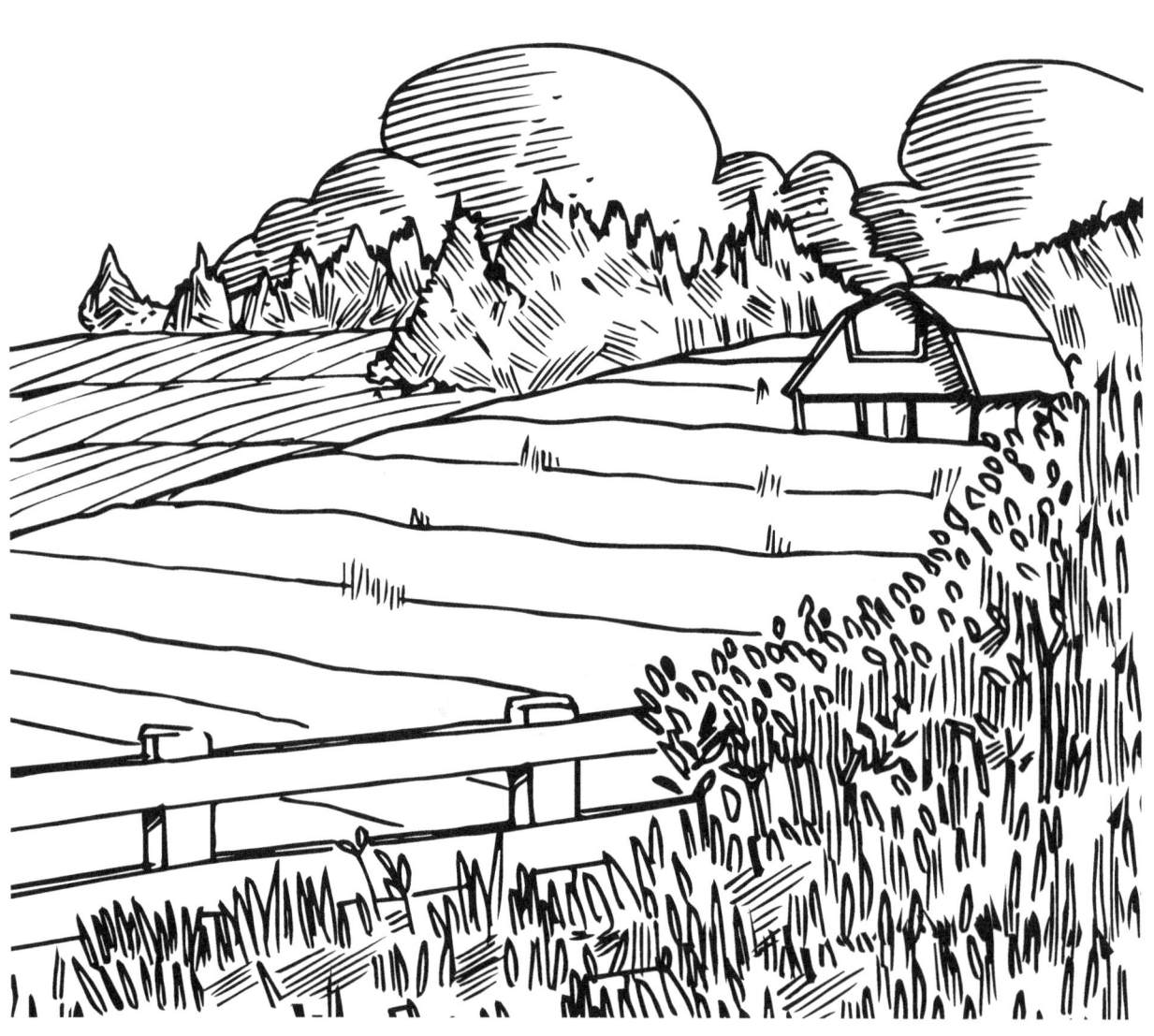

Puzzle 1

				8	2	4	7	
		3	1	6		5		9
								6
	6	1	8					
	4	9				2	6	
					9	1	4	
5								
8		4		9	6	7		
	1	6	4	7				

Puzzle 2

				8		5	1	
	8		1					2
4					7	9		
9					1	6	8	
1			3		8			5
	4	8	7					1
		3	5					9
8					4		2	
	2	4		1				

Puzzle 3

3								
	8			5	2	3		9
	6	9			8			
7	5		2	3				8
	4						3	
9				7	4		5	6
			7			6	9	
1		8	5	6			2	
								7

Puzzle 4

8			9			1		
		9	8				4	
1				3	6			5
	1					3		4
4	3						1	7
5		6				2		
6			5	8				1
	8				2	4		
		5			7			9

Puzzle 5

		5		3		4		
3			9	5		2		
8				2				3
5		9	3			1	7	
	3	8			9	5		4
9				8				1
		2		9	6			8
		3		7		6		

Puzzle 6

	1				8		9	
8		6					4	
	5		6			7		8
	8		3			2		
2		5		7		1		4
		1			2		8	
5		8			7		3	
	6					4		2
	2		4				1	

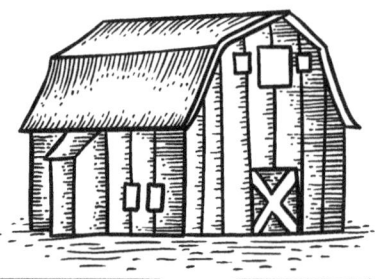

Puzzle 7

		9						3
6	4		7		8			5
1	7					8		
9		5	8	7				
			3	4	1			
				5	9	1		7
		1					5	2
5			1		7		6	9
3						7		

Puzzle 8

4	8		2				5	
				9		8	2	
7	9			1				6
				8	6		7	4
8	4		1	7				
1				2			4	5
	6	4		5				
	7				9		6	1

Puzzle 9

			7					1
7	8	6			1		3	
		1		9		6		
6	3	9	2					5
5					3	1	4	6
		7		3		5		
	1		6			2	9	4
4					9			

Puzzle 10

	6				9		7	
3		7						9
1					8	3		
9		5			6		3	
7			8		1			2
	1		7			6		4
		1	4					8
8						4		3
	3		9				2	

Puzzle 11

	3				1			6
4		7			9		8	
				7		5		4
8					3	1		
3			1	6	2			5
		1	9					2
2		4		1				
	1		4			2		7
6			2				1	

Puzzle 12

8	2		4					9
		6			8			
		3			7			6
3				4	9	6		
1	7						4	3
		4	7	3				1
4			2			3		
			8			9		
7					4		5	2

Puzzle 13

		2	3					
	1				6	3	4	
			1	4			7	8
	6	1						
7	4		9	1	3		8	2
						7	5	
5	8			3	1			
	3	4	6				9	
					5	8		

Puzzle 14

				3	2	1		
4	1		9	5			3	
							2	
8		4	7			3		
	7	6					9	8
		3			5	4		7
	4							
	2			4	1		7	3
		5	3	2				

Puzzle 15

		4		2		7		5
				5				1
				6	7	3		8
6						9	5	7
			3		6			
9	2	8						3
4		6	2	3				
8				4				
7		2		8		1		

Puzzle 16

	3					7		
	2	7			5			6
6				4				
2	6			9	4	5		7
	7			5			6	
5		9	1	7			4	2
				8				3
3			5				4	7
		2						8

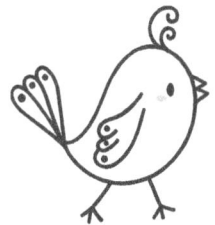

Puzzle 17

	6		4	8		5	7	
				2		4	9	6
4								2
				4		6		7
	1						4	
6		3		7				
1								9
9	7	8		5				
	5	6		1	2		8	

Puzzle 18

6	9			2	3	7		
		7	4			2		
1	4				5			
		9	6				7	
7								5
	3				9	1		
			3				9	7
		3			7	4		
		6	2	1			8	3

Puzzle 19

			3		8		2	7
				1		9		3
6			9			5		8
			1			4		
1			4	3	5			2
		5			7			
5		4			1			9
9		8		2				
7	6		8		3			

Puzzle 20

6		5	7		2	1		
			3			8		
		4				6		
7		1		2			8	
	2	8				5	6	
	5			6		2		9
		6				7		
		2			5			
		7	6		8	9		1

Puzzle 21

9	5			8	6			4
			9					
		8		2	5			
8	6				7		9	5
		9				7		
4	7		6				2	8
			7	3		9		
					8			
7			5	9			6	2

Puzzle 22

7		3		9		5		
			3	6			4	
2		5	1					
9				5		1		
	7		9		3		5	
		6		8				4
					9	4		3
	2			1	4			
		9		3		7		1

Puzzle 23

				4	9		5	
		5	8					7
		3	7			9	2	
2			4					1
		7	2		1	6		
9					3			2
	2	4			5	8		
5					8	4		
		1		9	3			

Puzzle 24

			8	7	5	1		
5	1							
7	6		4					
		2		8	3		4	1
	5						9	
3	8		9	4		2		
					4		5	2
							1	7
		5	3	2	7			

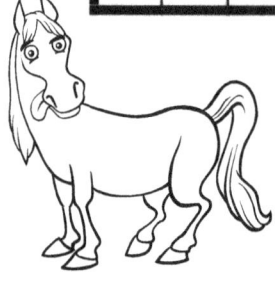

Puzzle 25

	3	6	8					
1		4	6			8		
9					4		5	1
7			9	5				
		2		8		5		
				2	3			7
2	1		5					8
		3			9	7		6
					8	9	1	

Puzzle 26

	2		9				4	7
	1						8	
		7	4	8		3		
	9	6	2				3	
1								8
	8				5	4	1	
		1		2	4	9		
	7						5	
3	4				9		6	

Puzzle 27

				8	1			2
	5		2	4		1	9	6
4								7
9						6		
	2		8		6		4	
	6							5
3								9
7	8	6		9	2		1	
2			4	6				

Puzzle 28

3				9		7		5
		6					4	
	2		7		8		9	
				7	1		3	
	9	7				6	5	
	3		5	8				
	6		4		2		8	
	1					4		
2		3		1				7

Puzzle 29

5			2				1	
			8		1	4		
			9		3			5
8						2		6
1	2		3		6		5	4
7		6						1
4			6		5			
		8	4		2			
	5				9			2

Puzzle 30

3				5			6	4
6	2	5	7					8
					6	2		
		3	4	6				
	4						1	
				7	9	4		
		8	6					
9					7	6	2	1
7	5			3				9

Puzzle 31

	8	7			9		6	
	6		8				2	
		2		3	1		4	7
						3	9	1
8	2	1						
4	3		1	6		2		
	1				5		3	
	5		3			6	1	

Puzzle 32

	8				3	1		5
		9						8
1	3						9	
		8	2		7			9
	2		5		6		8	
6			9		1	2		
	4						3	2
3						8		
8		7	3				4	

Puzzle 33

7			6			2		1
		5			4	6	3	
				2				
	5		1		2	8		6
			5		9			
6		9	4		7		5	
				4				
	7	6	3			9		
1		4			6			8

Puzzle 34

5				3				
	9			8	6		5	1
		2	5		1			
	1		4			7	3	
			9		7			
	6	7			3		1	
			1		8	4		
8	7		6	4			9	
				7				8

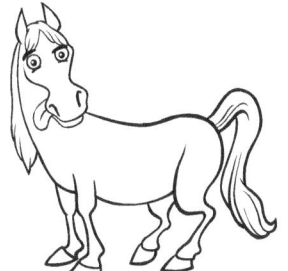

Puzzle 35

	7				8		6	
	5			7			8	1
8			9					3
	9			6	1			
		6	4	9	3	1		
			8	5			9	
9					2			5
6	8			3			7	
	3		7				1	

Puzzle 36

9		7	5		3			
	5					3		
			6	8		7	4	
8		9				6	4	3
				7				
5	2	4				1		9
		2	7		8	9		
		3					1	
			4		2	7		6

Puzzle 37

			4	6			3	9
			3	7				8
					2	7	6	
		4					8	2
8	6						7	5
3	2				6			
	5	8	7					
2				8	6			
1	7			9	5			

Puzzle 38

8					6			
7	1			8	2			
	2	6	5			7		
	6				1		5	
5		3				1		9
	9		3				6	
		5			8	9	2	
			2	5			7	1
			1					4

Puzzle 39

		7			4			9
	8	5		2				4
4			1	7		8		
8		4					6	
	2						9	
	9					1		8
		9		1	8			3
3				5		9	8	
2			3			6		

Puzzle 40

2	1				5	6		8
			2				5	
	9			6	1			2
					2			3
		8	4		7	9		
3			1					
9			5	7			2	
	3				4			
5		7	9				8	1

Puzzle 41

	4							
			6	3		9	2	
9	6	5		2				1
	1		2				7	
4		8				2		3
	2				4		1	
7				5		6	9	2
	5	6		8	2			
							8	

Puzzle 42

		2	8	1			4	9
9					2	1		
	7			5				6
3		5					8	
		1		5		6		
	6					2		5
8			5				3	
		4	3					8
5	3			2	8	4		

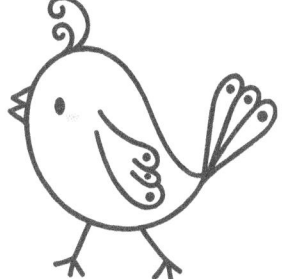

Puzzle 43

6		1			8	9		7
						1		8
				2	9		4	
3					6		7	
	9	7				4	6	
	6		7					9
	7		4	9				
2		5						
4		9	3			8		6

Puzzle 44

3	6		7	9	4		2	
	7	5	3					
4		2			8			
					7			
	1	7					4	3
			9					
			1			5		6
					2	7	9	
	4		6	7	9		8	2

Puzzle 45

		9	7					
		7			6	9		3
	5	6	9				7	
					3			8
1	3		2		8		4	9
9			4					
	2				9	5	1	
5		3	1			4		
					2	8		

Puzzle 46

5		9		4	2			
3								
			3			9	4	8
8				1			2	9
		6	9		5	4		
9	3			2				6
2	9	7			6			
								5
			1	3		2		7

Puzzle 47

	7		9					
9		3			2		1	
		5				7		2
		1	2		4		3	
3			6		7			4
	8		3		5	9		
5		8				2		
	2		1			3		6
					8		7	

Puzzle 48

	6		7			1		
1		5	8			2		9
				6	9			5
							1	
6	3	7				4	5	2
	8							
8			3	7				
4		6			1	7		3
		3			2		4	

Puzzle 49

	8	4		9				5
9	7	6	1					
			7		3			
		8		7	1		3	
	9			2			5	
	3		5	8		1		
		9		2				
				7		4	2	3
2			1			9	6	

Puzzle 50

1				3		7		
	7	6			8			
		4	7	9			5	6
7			8			6		
6								4
		9			3			1
4	9			6	5	2		
			2			4	1	
		1		7				8

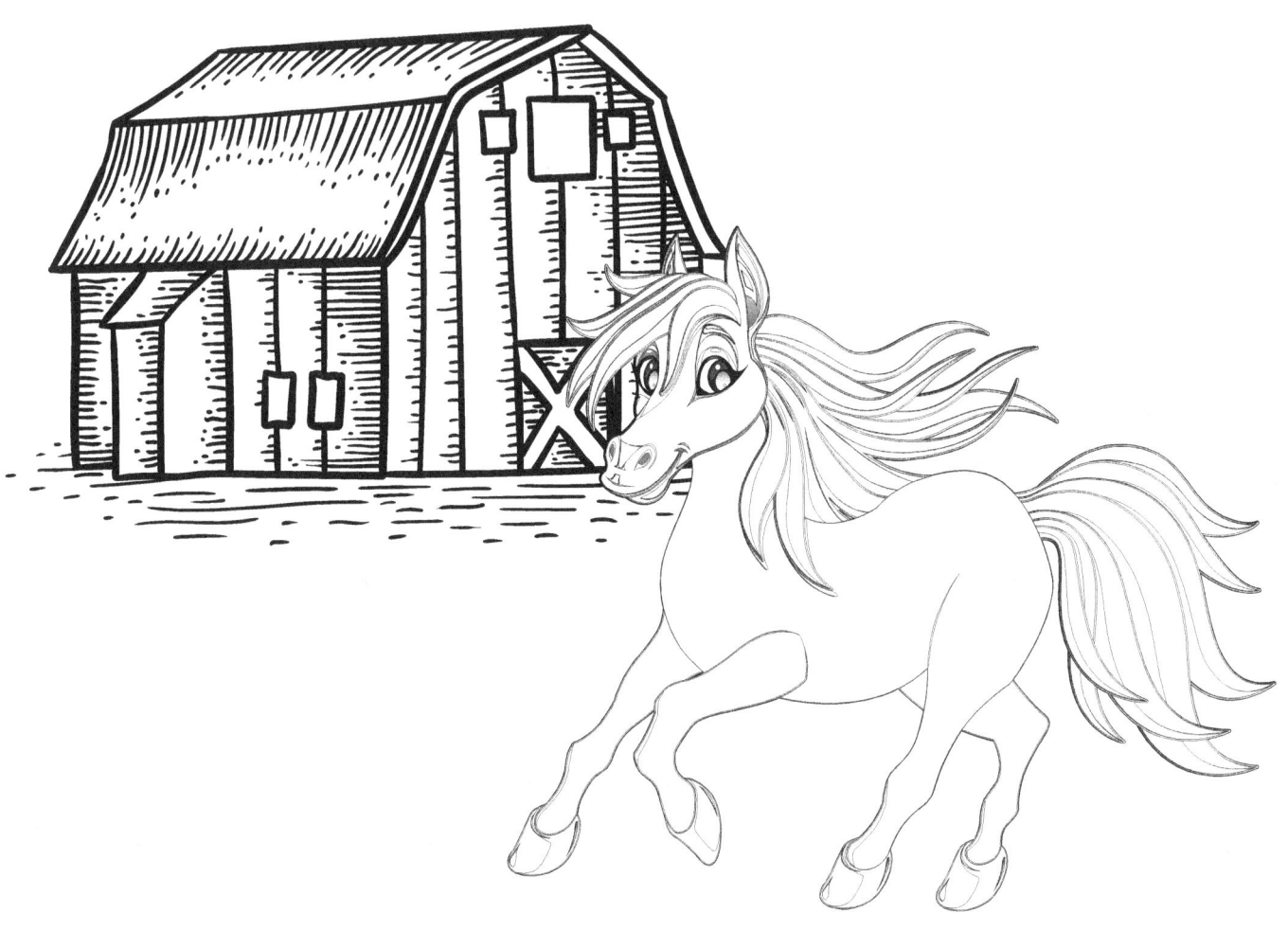

SOLUTION

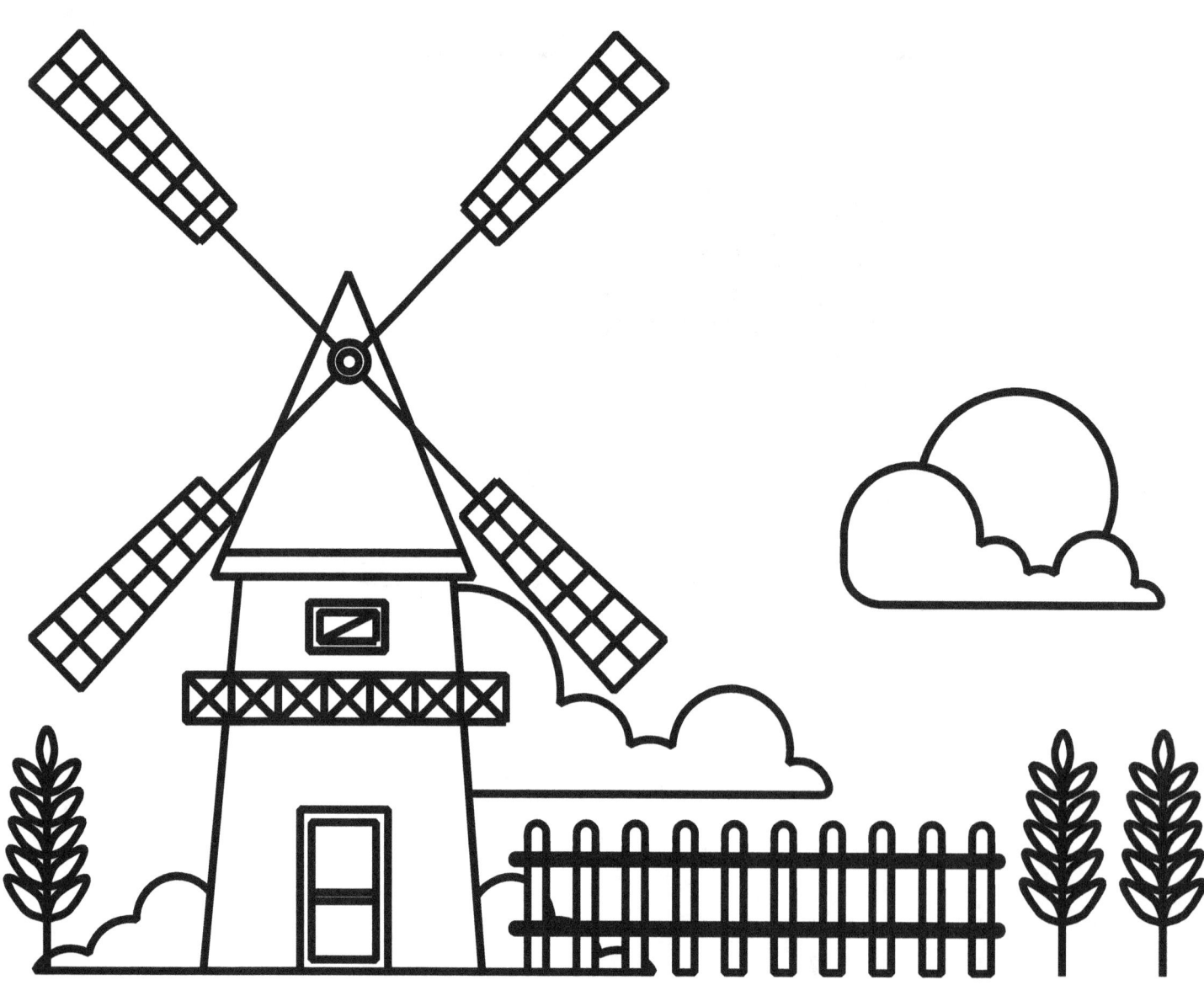

EASY : Level 1

Puzzle 1

2	3	5	7	1	6	9	4	8
8	4	1	9	3	5	7	2	6
6	9	7	2	4	8	5	3	1
4	7	3	6	8	1	2	5	9
1	8	9	5	2	3	4	6	7
5	6	2	4	7	9	8	1	3
7	5	6	1	9	2	3	8	4
9	1	8	3	5	4	6	7	2
3	2	4	8	6	7	1	9	5

Puzzle 2

5	3	7	9	1	4	8	2	6
1	6	2	8	7	3	9	4	5
9	4	8	6	5	2	1	3	7
7	9	3	2	6	1	5	8	4
8	5	1	4	3	7	6	9	2
6	2	4	5	9	8	3	7	1
4	7	9	1	8	5	2	6	3
3	8	5	7	2	6	4	1	9
2	1	6	3	4	9	7	5	8

Puzzle 3

6	5	4	7	3	2	8	9	1
2	8	9	1	6	5	3	7	4
3	1	7	4	8	9	6	2	5
1	2	6	8	5	7	4	3	9
5	7	8	9	4	3	1	6	2
4	9	3	2	1	6	5	8	7
9	6	5	3	7	1	2	4	8
7	4	1	6	2	8	9	5	3
8	3	2	5	9	4	7	1	6

Puzzle 4

7	4	3	8	6	1	2	5	9
8	9	1	4	5	2	3	7	6
6	5	2	9	7	3	8	1	4
4	8	7	6	3	5	1	9	2
2	3	5	1	9	4	7	6	8
9	1	6	7	2	8	5	4	3
1	6	8	2	4	7	9	3	5
3	2	4	5	1	9	6	8	7
5	7	9	3	8	6	4	2	1

Puzzle 5

9	1	4	2	3	8	6	5	7
2	5	8	6	1	7	4	3	9
3	7	6	5	4	9	2	1	8
5	8	9	3	2	1	7	6	4
6	2	7	9	5	4	3	8	1
1	4	3	7	8	6	5	9	2
8	6	2	1	7	3	9	4	5
4	9	5	8	6	2	1	7	3
7	3	1	4	9	5	8	2	6

Puzzle 6

4	8	3	6	9	2	1	5	7
9	5	2	8	7	1	4	6	3
7	6	1	3	4	5	8	2	9
5	9	7	4	6	3	2	1	8
3	2	6	1	5	8	7	9	4
1	4	8	7	2	9	6	3	5
8	3	5	2	1	7	9	4	6
2	7	4	9	3	6	5	8	1
6	1	9	5	8	4	3	7	2

Puzzle 7

3	2	8	9	6	4	1	7	5
7	5	1	3	8	2	4	9	6
9	4	6	5	7	1	3	2	8
2	1	3	6	4	7	5	8	9
4	9	7	8	1	5	6	3	2
8	6	5	2	9	3	7	4	1
6	3	4	1	2	9	8	5	7
1	7	9	4	5	8	2	6	3
5	8	2	7	3	6	9	1	4

Puzzle 8

5	3	6	9	7	1	2	4	8
1	8	4	6	3	2	7	5	9
7	9	2	5	8	4	3	6	1
8	2	5	4	1	9	6	7	3
6	1	7	2	5	3	8	9	4
9	4	3	8	6	7	1	2	5
4	7	9	1	2	8	5	3	6
3	6	1	7	4	5	9	8	2
2	5	8	3	9	6	4	1	7

Puzzle 9

4	6	2	1	3	8	7	5	9
7	5	3	4	6	9	8	1	2
8	9	1	7	2	5	3	6	4
5	1	8	9	7	6	2	4	3
9	3	4	5	1	2	6	8	7
2	7	6	3	8	4	1	9	5
3	4	7	6	9	1	5	2	8
1	8	5	2	4	7	9	3	6
6	2	9	8	5	3	4	7	1

Puzzle 10

7	5	4	2	6	9	3	8	1
3	8	6	5	1	4	7	9	2
2	9	1	7	8	3	6	4	5
8	2	9	3	7	1	4	5	6
5	1	7	6	4	8	2	3	9
6	4	3	9	2	5	8	1	7
1	3	2	4	5	6	9	7	8
4	6	5	8	9	7	1	2	3
9	7	8	1	3	2	5	6	4

Puzzle 11

9	1	7	2	4	6	8	5	3
3	8	6	5	7	9	2	1	4
5	2	4	3	8	1	6	9	7
6	4	9	7	1	5	3	8	2
1	3	2	8	9	4	7	6	5
8	7	5	6	2	3	1	4	9
4	6	3	1	5	2	9	7	8
7	5	1	9	3	8	4	2	6
2	9	8	4	6	7	5	3	1

Puzzle 12

2	5	7	1	6	9	8	3	4
6	1	4	8	3	7	5	9	2
3	8	9	2	4	5	7	6	1
9	3	8	5	1	4	6	2	7
5	7	6	3	9	2	4	1	8
4	2	1	7	8	6	9	5	3
1	6	2	9	7	8	3	4	5
7	4	5	6	2	3	1	8	9
8	9	3	4	5	1	2	7	6

Puzzle 13

9	8	1	6	3	2	5	7	4
3	4	5	8	7	1	2	9	6
7	2	6	5	4	9	3	1	8
2	7	8	3	1	5	4	6	9
1	6	4	9	2	8	7	5	3
5	9	3	4	6	7	1	8	2
8	5	2	7	9	3	6	4	1
4	1	7	2	8	6	9	3	5
6	3	9	1	5	4	8	2	7

Puzzle 14

1	3	7	9	8	4	2	6	5
6	4	9	2	1	5	3	7	8
2	5	8	6	7	3	9	1	4
7	1	5	8	9	2	4	3	6
8	2	4	7	3	6	1	5	9
9	6	3	4	5	1	7	8	2
3	7	6	5	2	9	8	4	1
5	9	1	3	4	8	6	2	7
4	8	2	1	6	7	5	9	3

Puzzle 15

8	2	5	3	1	9	6	4	7
7	6	3	4	8	5	2	9	1
9	4	1	2	6	7	3	8	5
2	3	4	7	5	8	1	6	9
1	9	7	6	2	4	5	3	8
6	5	8	9	3	1	7	2	4
5	7	2	8	9	3	4	1	6
4	8	6	1	7	2	9	5	3
3	1	9	5	4	6	8	7	2

Puzzle 16

8	5	4	2	6	1	9	3	7
2	3	7	5	4	9	6	1	8
9	1	6	3	7	8	4	5	2
4	7	5	8	9	2	1	6	3
1	8	9	4	3	6	7	2	5
6	2	3	7	1	5	8	9	4
7	4	1	9	2	3	5	8	6
5	6	2	1	8	7	3	4	9
3	9	8	6	5	4	2	7	1

Puzzle 17

2	3	4	5	7	8	6	9	1
7	9	5	6	1	2	4	8	3
1	8	6	9	4	3	5	2	7
4	2	3	1	5	7	8	6	9
8	5	7	3	9	6	1	4	2
6	1	9	8	2	4	7	3	5
3	7	2	4	6	1	9	5	8
9	6	1	2	8	5	3	7	4
5	4	8	7	3	9	2	1	6

Puzzle 18

2	1	3	5	7	4	6	9	8
5	6	9	1	2	8	3	4	7
7	4	8	3	9	6	1	5	2
4	2	6	9	8	3	7	1	5
3	8	1	7	6	5	4	2	9
9	5	7	2	4	1	8	3	6
6	3	2	4	5	7	9	8	1
8	9	4	6	1	2	5	7	3
1	7	5	8	3	9	2	6	4

Puzzle 19

1	6	4	7	9	5	8	2	3
2	3	7	1	8	4	6	9	5
9	5	8	2	3	6	4	7	1
3	4	5	6	1	7	2	8	9
7	8	9	3	5	2	1	4	6
6	1	2	9	4	8	5	3	7
4	7	6	5	2	3	9	1	8
5	2	1	8	7	9	3	6	4
8	9	3	4	6	1	7	5	2

Puzzle 20

9	5	2	6	1	3	7	4	8
8	1	7	4	9	2	3	5	6
4	3	6	5	8	7	1	9	2
7	9	8	1	5	4	2	6	3
1	2	3	9	7	6	5	8	4
6	4	5	2	3	8	9	7	1
3	7	4	8	2	9	6	1	5
2	8	1	7	6	5	4	3	9
5	6	9	3	4	1	8	2	7

Puzzle 21

6	7	9	8	2	4	5	3	1
2	5	3	7	9	1	6	4	8
1	8	4	6	5	3	2	7	9
8	4	2	9	1	5	7	6	3
3	1	7	2	8	6	9	5	4
9	6	5	3	4	7	1	8	2
5	2	8	4	6	9	3	1	7
4	3	1	5	7	2	8	9	6
7	9	6	1	3	8	4	2	5

Puzzle 22

3	1	7	2	4	8	9	6	5
6	9	4	1	5	3	2	7	8
2	8	5	7	9	6	4	3	1
8	2	3	9	6	1	7	5	4
7	4	9	3	8	5	1	2	6
1	5	6	4	2	7	8	9	3
4	7	8	5	3	9	6	1	2
5	6	1	8	7	2	3	4	9
9	3	2	6	1	4	5	8	7

Puzzle 23

5	9	8	7	2	1	3	4	6
4	1	3	6	8	9	7	2	5
2	7	6	4	5	3	1	8	9
7	6	9	5	3	2	8	1	4
8	2	4	1	6	7	9	5	3
1	3	5	9	4	8	2	6	7
9	5	7	2	1	4	6	3	8
3	4	1	8	9	6	5	7	2
6	8	2	3	7	5	4	9	1

Puzzle 24

2	5	7	1	6	9	8	3	4
6	1	4	8	3	7	5	9	2
3	8	9	2	4	5	7	6	1
9	3	8	5	1	4	6	2	7
5	7	6	3	9	2	4	1	8
4	2	1	7	8	6	9	5	3
1	6	2	9	7	8	3	4	5
7	4	5	6	2	3	1	8	9
8	9	3	4	5	1	2	7	6

Puzzle 25

4	3	7	9	6	5	8	1	2
9	8	5	1	2	3	7	6	4
2	6	1	4	8	7	5	3	9
5	4	3	7	1	6	2	9	8
8	2	6	3	4	9	1	5	7
1	7	9	8	5	2	6	4	3
6	1	4	2	9	8	3	7	5
3	9	2	5	7	1	4	8	6
7	5	8	6	3	4	9	2	1

Puzzle 26

2	7	8	5	1	6	9	3	4
4	5	6	3	8	9	7	1	2
3	1	9	2	7	4	8	6	5
8	2	7	9	3	1	4	5	6
9	4	3	6	5	7	2	8	1
1	6	5	8	4	2	3	7	9
5	9	2	7	6	3	1	4	8
6	3	1	4	9	8	5	2	7
7	8	4	1	2	5	6	9	3

Puzzle 27

5	6	8	4	7	9	3	1	2
4	1	3	8	6	2	9	5	7
7	2	9	5	3	1	8	6	4
6	8	2	9	4	3	1	7	5
9	4	1	2	5	7	6	8	3
3	5	7	6	1	8	2	4	9
8	7	5	3	9	6	4	2	1
1	9	6	7	2	4	5	3	8
2	3	4	1	8	5	7	9	6

Puzzle 28

7	2	1	9	4	8	5	3	6
3	8	6	5	7	1	4	2	9
4	9	5	6	2	3	8	1	7
6	7	2	8	5	4	1	9	3
9	5	8	3	1	6	2	7	4
1	4	3	7	9	2	6	8	5
2	3	4	1	6	7	9	5	8
8	1	9	4	3	5	7	6	2
5	6	7	2	8	9	3	4	1

Puzzle 29

7	9	8	1	6	5	3	2	4
6	5	1	3	2	4	9	8	7
2	3	4	8	9	7	6	1	5
5	7	3	9	1	8	4	6	2
8	4	6	5	7	2	1	9	3
1	2	9	4	3	6	5	7	8
9	8	2	6	4	3	7	5	1
4	6	7	2	5	1	8	3	9
3	1	5	7	8	9	2	4	6

Puzzle 30

5	9	3	1	8	4	6	7	2
1	6	7	2	9	3	8	4	5
8	2	4	6	7	5	9	3	1
4	3	6	5	2	8	7	1	9
7	8	5	3	1	9	4	2	6
2	1	9	4	6	7	3	5	8
9	5	2	7	4	6	1	8	3
3	7	8	9	5	1	2	6	4
6	4	1	8	3	2	5	9	7

Puzzle 31

4	2	3	5	6	9	7	1	8
5	8	7	1	3	2	4	6	9
1	6	9	4	8	7	5	3	2
2	7	5	3	4	6	9	8	1
9	1	4	2	5	8	3	7	6
8	3	6	9	7	1	2	5	4
3	9	2	6	1	5	8	4	7
7	5	1	8	2	4	6	9	3
6	4	8	7	9	3	1	2	5

Puzzle 32

1	8	7	6	3	4	2	5	9
4	3	5	2	7	9	1	8	6
6	9	2	8	5	1	3	4	7
5	2	8	1	6	3	7	9	4
3	4	1	5	9	7	6	2	8
9	7	6	4	8	2	5	3	1
2	6	9	7	4	5	8	1	3
8	1	3	9	2	6	4	7	5
7	5	4	3	1	8	9	6	2

Puzzle 33

1	9	2	7	5	3	6	8	4
7	6	5	8	9	4	1	3	2
3	8	4	1	2	6	9	5	7
2	5	8	4	7	1	3	6	9
4	1	7	6	3	9	5	2	8
9	3	6	5	8	2	4	7	1
8	4	9	2	6	5	7	1	3
6	7	1	3	4	8	2	9	5
5	2	3	9	1	7	8	4	6

Puzzle 34

9	5	2	4	8	7	1	3	6
8	3	1	2	6	5	9	4	7
4	6	7	9	1	3	8	2	5
2	7	4	6	9	1	3	5	8
6	1	8	3	5	2	7	9	4
5	9	3	7	4	8	2	6	1
3	2	6	1	7	4	5	8	9
1	8	9	5	2	6	4	7	3
7	4	5	8	3	9	6	1	2

Puzzle 35

6	2	9	7	5	8	4	3	1
5	1	8	9	3	4	7	2	6
7	3	4	6	2	1	5	9	8
2	7	5	8	9	3	6	1	4
1	9	6	5	4	2	8	7	3
4	8	3	1	6	7	9	5	2
8	6	7	3	1	5	2	4	9
9	4	1	2	7	6	3	8	5
3	5	2	4	8	9	1	6	7

Puzzle 36

1	4	9	6	3	5	7	2	8
7	8	5	4	2	1	3	6	9
2	3	6	8	7	9	4	1	5
6	9	8	7	1	3	2	5	4
3	2	4	5	8	6	1	9	7
5	7	1	9	4	2	6	8	3
4	1	3	2	5	8	9	7	6
8	6	7	1	9	4	5	3	2
9	5	2	3	6	7	8	4	1

Puzzle 37

2	4	7	8	3	1	6	9	5
9	8	3	7	5	6	2	4	1
1	5	6	4	2	9	3	8	7
3	1	8	9	6	2	7	5	4
4	7	5	3	1	8	9	6	2
6	2	9	5	4	7	1	3	8
5	6	2	1	8	3	4	7	9
8	9	1	6	7	4	5	2	3
7	3	4	2	9	5	8	1	6

Puzzle 38

5	2	8	4	7	1	3	6	9
4	6	9	5	3	2	7	8	1
1	3	7	9	8	6	4	5	2
9	1	5	2	6	7	8	3	4
8	7	6	1	4	3	2	9	5
3	4	2	8	9	5	1	7	6
2	9	4	3	5	8	6	1	7
6	5	3	7	1	4	9	2	8
7	8	1	6	2	9	5	4	3

Puzzle 39

2	4	9	1	5	8	6	3	7
7	8	5	2	6	3	1	4	9
3	6	1	7	9	4	5	2	8
6	3	4	9	8	2	7	5	1
9	2	7	6	1	5	4	8	3
1	5	8	3	4	7	2	9	6
4	9	6	8	2	1	3	7	5
5	1	3	4	7	9	8	6	2
8	7	2	5	3	6	9	1	4

Puzzle 40

7	8	5	4	2	1	6	3	9
3	2	4	9	8	6	1	7	5
6	9	1	3	5	7	2	8	4
1	7	3	6	4	8	9	5	2
9	5	6	7	3	2	8	4	1
2	4	8	1	9	5	7	6	3
4	3	7	2	6	9	5	1	8
5	6	2	8	1	4	3	9	7
8	1	9	5	7	3	4	2	6

Puzzle 41

9	5	8	6	2	3	1	7	4
3	6	1	7	5	4	9	2	8
4	2	7	9	8	1	5	3	6
1	7	9	2	3	6	8	4	5
6	3	2	8	4	5	7	9	1
8	4	5	1	7	9	3	6	2
7	9	6	5	1	2	4	8	3
2	1	3	4	9	8	6	5	7
5	8	4	3	6	7	2	1	9

Puzzle 42

1	3	7	8	6	9	4	2	5
5	8	6	1	4	2	3	9	7
4	9	2	3	7	5	1	8	6
6	7	3	5	8	1	2	4	9
2	5	8	4	9	3	6	7	1
9	1	4	6	2	7	5	3	8
8	6	9	2	1	4	7	5	3
3	4	1	7	5	8	9	6	2
7	2	5	9	3	6	8	1	4

Puzzle 43

1	6	5	7	3	8	4	9	2
4	9	7	1	5	2	8	3	6
8	3	2	4	6	9	7	5	1
3	1	9	6	2	4	5	8	7
5	2	4	3	8	7	1	6	9
6	7	8	5	9	1	2	4	3
9	5	1	2	4	3	6	7	8
2	4	3	8	7	6	9	1	5
7	8	6	9	1	5	3	2	4

Puzzle 44

3	7	9	1	2	6	8	5	4
8	1	2	4	5	9	6	7	3
4	6	5	7	3	8	9	1	2
9	3	4	6	7	2	1	8	5
1	2	8	5	9	4	3	6	7
6	5	7	3	8	1	4	2	9
7	4	6	2	1	3	5	9	8
5	9	3	8	6	7	2	4	1
2	8	1	9	4	5	7	3	6

Puzzle 45

3	6	9	8	5	4	1	2	7
5	2	1	7	6	3	9	8	4
7	4	8	1	9	2	5	3	6
9	7	2	6	4	8	3	5	1
6	3	4	5	2	1	7	9	8
8	1	5	9	3	7	6	4	2
1	9	3	4	8	6	2	7	5
4	5	6	2	7	9	8	1	3
2	8	7	3	1	5	4	6	9

Puzzle 46

6	5	9	8	4	1	2	7	3
4	7	1	3	9	2	8	6	5
8	2	3	7	5	6	4	9	1
1	8	5	2	6	9	7	3	4
3	4	6	5	8	7	1	2	9
2	9	7	4	1	3	5	8	6
5	3	4	9	7	8	6	1	2
7	1	2	6	3	4	9	5	8
9	6	8	1	2	5	3	4	7

Puzzle 47

4	5	6	7	1	3	2	9	8
1	2	9	6	8	4	5	3	7
7	3	8	2	9	5	6	4	1
9	7	4	1	5	2	3	8	6
5	1	3	8	7	6	4	2	9
8	6	2	4	3	9	7	1	5
2	4	1	9	6	7	8	5	3
6	8	5	3	2	1	9	7	4
3	9	7	5	4	8	1	6	2

Puzzle 48

1	6	7	5	2	3	9	8	4
2	9	3	1	8	4	5	7	6
5	8	4	6	9	7	3	2	1
3	2	6	8	4	5	1	9	7
8	7	1	2	6	9	4	5	3
4	5	9	7	3	1	8	6	2
6	4	5	3	7	8	2	1	9
7	3	8	9	1	2	6	4	5
9	1	2	4	5	6	7	3	8

Puzzle 49

6	3	2	7	5	9	8	4	1
4	8	5	6	1	3	9	2	7
1	9	7	2	4	8	6	5	3
3	2	4	9	7	1	5	6	8
8	7	6	5	3	2	1	9	4
5	1	9	4	8	6	3	7	2
2	6	8	3	9	7	4	1	5
7	4	1	8	6	5	2	3	9
9	5	3	1	2	4	7	8	6

Puzzle 50

9	3	8	6	1	5	4	7	2
2	7	1	8	4	9	5	6	3
5	6	4	2	3	7	8	9	1
7	4	9	5	8	2	1	3	6
6	1	5	4	7	3	9	2	8
8	2	3	1	9	6	7	4	5
4	5	7	3	6	1	2	8	9
3	8	2	9	5	4	6	1	7
1	9	6	7	2	8	3	5	4

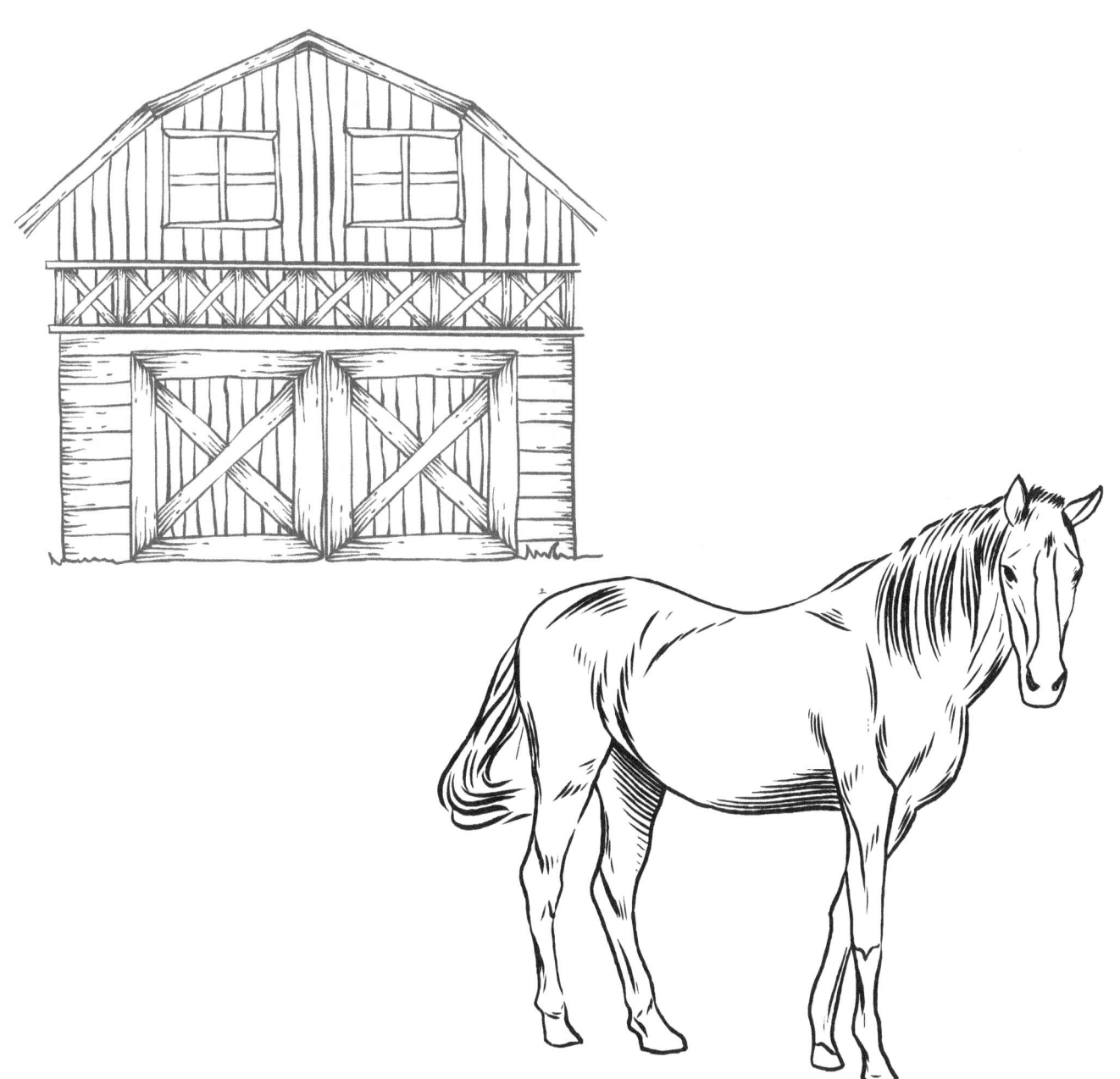

MEDIUM : Level 1

Puzzle 1

8	7	9	4	1	5	6	3	2
1	6	2	3	9	8	7	5	4
5	3	4	6	2	7	1	9	8
9	8	7	5	4	3	2	1	6
3	2	6	7	8	1	5	4	9
4	5	1	2	6	9	8	7	3
7	4	5	8	3	2	9	6	1
6	1	8	9	5	4	3	2	7
2	9	3	1	7	6	4	8	5

Puzzle 2

5	8	4	9	2	1	6	7	3
9	1	6	3	8	7	4	5	2
2	3	7	6	4	5	8	9	1
3	5	2	7	6	8	9	1	4
6	4	1	2	9	3	5	8	7
8	7	9	5	1	4	2	3	6
4	9	3	8	7	6	1	2	5
1	2	5	4	3	9	7	6	8
7	6	8	1	5	2	3	4	9

Puzzle 3

8	4	6	5	3	7	9	2	1
2	1	3	6	9	8	5	7	4
5	9	7	4	2	1	8	6	3
7	6	1	8	5	4	3	9	2
3	2	5	9	1	6	7	4	8
9	8	4	3	7	2	1	5	6
6	7	2	1	8	5	4	3	9
4	3	8	7	6	9	2	1	5
1	5	9	2	4	3	6	8	7

Puzzle 4

8	7	1	9	3	6	2	4	5
5	4	9	8	2	7	6	1	3
2	6	3	5	4	1	8	9	7
3	2	8	1	9	4	7	5	6
7	9	6	3	5	2	4	8	1
4	1	5	6	7	8	3	2	9
1	3	4	2	6	5	9	7	8
6	5	2	7	8	9	1	3	4
9	8	7	4	1	3	5	6	2

Puzzle 5

2	1	4	6	5	8	3	9	7
3	9	8	7	2	1	6	4	5
5	6	7	3	4	9	1	2	8
1	3	5	8	7	4	9	6	2
8	7	2	9	6	3	4	5	1
9	4	6	5	1	2	7	8	3
7	2	1	4	8	6	5	3	9
6	8	3	1	9	5	2	7	4
4	5	9	2	3	7	8	1	6

Puzzle 6

5	7	6	9	4	1	2	3	8
4	9	2	3	8	5	7	6	1
1	8	3	6	2	7	5	4	9
9	5	1	2	3	6	4	8	7
2	4	7	8	1	9	3	5	6
6	3	8	5	7	4	1	9	2
3	2	5	7	9	8	6	1	4
7	1	9	4	6	3	8	2	5
8	6	4	1	5	2	9	7	3

Puzzle 7

4	5	9	2	8	6	7	3	1
6	7	1	3	4	9	2	8	5
3	8	2	1	5	7	6	9	4
9	4	3	5	6	2	1	7	8
7	1	6	8	9	4	3	5	2
8	2	5	7	3	1	4	6	9
1	6	8	9	2	3	5	4	7
5	3	7	4	1	8	9	2	6
2	9	4	6	7	5	8	1	3

Puzzle 8

8	4	6	9	3	5	2	1	7
5	1	3	7	8	2	9	6	4
7	2	9	1	6	4	5	3	8
2	3	7	5	1	6	8	4	9
6	5	8	4	7	9	3	2	1
4	9	1	8	2	3	7	5	6
9	8	5	2	4	1	6	7	3
3	7	4	6	5	8	1	9	2
1	6	2	3	9	7	4	8	5

Puzzle 9

3	1	2	5	9	8	6	7	4
5	9	4	7	6	3	1	8	2
7	6	8	4	2	1	3	5	9
4	2	1	9	3	5	8	6	7
8	7	9	1	4	6	2	3	5
6	3	5	8	7	2	9	4	1
2	4	7	3	8	9	5	1	6
1	8	6	2	5	7	4	9	3
9	5	3	6	1	4	7	2	8

Puzzle 10

3	5	4	9	8	6	7	1	2
8	1	2	7	4	5	6	9	3
6	7	9	3	1	2	8	4	5
9	4	8	1	5	7	2	3	6
5	2	1	6	3	8	4	7	9
7	3	6	4	2	9	1	5	8
4	9	5	2	6	1	3	8	7
1	6	7	8	9	3	5	2	4
2	8	3	5	7	4	9	6	1

Puzzle 11

3	1	6	7	2	4	5	9	8
5	2	7	9	6	8	4	1	3
9	4	8	3	1	5	2	7	6
7	8	1	5	4	6	9	3	2
6	3	5	8	9	2	1	4	7
4	9	2	1	7	3	8	6	5
2	6	3	4	5	1	7	8	9
8	7	4	2	3	9	6	5	1
1	5	9	6	8	7	3	2	4

Puzzle 12

4	3	2	6	5	1	9	8	7
5	9	6	3	7	8	4	1	2
7	1	8	9	2	4	6	5	3
1	2	9	5	8	6	3	7	4
3	8	7	4	1	2	5	9	6
6	5	4	7	9	3	1	2	8
8	7	3	1	4	5	2	6	9
9	4	1	2	6	7	8	3	5
2	6	5	8	3	9	7	4	1

Puzzle 13

6	4	8	1	7	2	5	3	9
3	7	9	6	5	8	2	1	4
2	1	5	3	9	4	7	8	6
7	9	4	8	1	6	3	5	2
8	2	1	9	3	5	4	6	7
5	3	6	2	4	7	1	9	8
9	5	2	7	8	1	6	4	3
1	6	3	4	2	9	8	7	5
4	8	7	5	6	3	9	2	1

Puzzle 14

5	9	8	7	2	6	4	1	3
2	3	7	4	8	1	5	9	6
4	1	6	5	3	9	7	8	2
1	5	9	2	6	4	8	3	7
8	6	2	3	7	5	9	4	1
3	7	4	9	1	8	6	2	5
9	4	3	1	5	7	2	6	8
7	8	1	6	9	2	3	5	4
6	2	5	8	4	3	1	7	9

Puzzle 15

7	2	1	5	3	9	8	4	6
8	9	5	6	7	4	3	1	2
4	3	6	2	1	8	9	5	7
2	6	8	3	5	1	7	9	4
9	7	3	4	2	6	1	8	5
1	5	4	8	9	7	6	2	3
6	8	9	7	4	2	5	3	1
5	1	2	9	6	3	4	7	8
3	4	7	1	8	5	2	6	9

Puzzle 16

2	4	3	5	8	9	6	7	1
5	8	1	7	6	3	9	2	4
9	6	7	4	2	1	3	5	8
4	7	5	2	1	6	8	9	3
8	3	6	9	5	7	1	4	2
1	2	9	8	3	4	5	6	7
7	9	8	3	4	5	2	1	6
3	1	4	6	9	2	7	8	5
6	5	2	1	7	8	4	3	9

Puzzle 17

8	4	1	2	3	9	6	7	5
9	6	2	5	8	7	3	4	1
7	5	3	1	6	4	2	9	8
1	7	6	4	9	2	5	8	3
4	2	9	3	5	8	7	1	6
3	8	5	7	1	6	4	2	9
2	9	8	6	4	5	1	3	7
5	1	7	8	2	3	9	6	4
6	3	4	9	7	1	8	5	2

Puzzle 18

5	1	3	4	8	6	7	2	9
8	9	4	2	1	7	6	3	5
6	2	7	3	5	9	8	4	1
3	7	1	8	2	4	9	5	6
9	5	8	6	7	3	4	1	2
2	4	6	5	9	1	3	7	8
4	3	5	1	6	8	2	9	7
1	6	9	7	3	2	5	8	4
7	8	2	9	4	5	1	6	3

Puzzle 19

1	8	3	4	7	6	5	2	9
9	5	2	1	3	8	6	4	7
6	4	7	2	9	5	3	8	1
2	9	5	3	6	1	4	7	8
8	6	1	9	4	7	2	5	3
7	3	4	5	8	2	9	1	6
5	2	6	7	1	9	8	3	4
4	1	8	6	2	3	7	9	5
3	7	9	8	5	4	1	6	2

Puzzle 20

2	3	4	5	7	8	6	9	1
7	9	5	6	1	2	4	8	3
1	8	6	9	4	3	5	2	7
4	2	3	1	5	7	8	6	9
8	5	7	3	9	6	1	4	2
6	1	9	8	2	4	7	3	5
3	7	2	4	6	1	9	5	8
9	6	1	2	8	5	3	7	4
5	4	8	7	3	9	2	1	6

Puzzle 21

9	4	1	7	2	3	6	5	8
2	6	5	8	4	1	9	7	3
3	8	7	9	5	6	2	4	1
5	2	9	1	7	4	3	8	6
7	1	4	3	6	8	5	9	2
6	3	8	5	9	2	7	1	4
8	9	6	2	1	5	4	3	7
4	7	3	6	8	9	1	2	5
1	5	2	4	3	7	8	6	9

Puzzle 22

5	7	1	6	9	3	2	4	8
9	3	6	2	8	4	1	7	5
8	4	2	5	1	7	6	3	9
7	8	9	3	2	5	4	6	1
2	6	5	1	4	9	7	8	3
3	1	4	7	6	8	5	9	2
1	5	3	9	7	6	8	2	4
4	9	7	8	5	2	3	1	6
6	2	8	4	3	1	9	5	7

Puzzle 23

6	8	1	9	3	5	2	7	4
3	4	9	7	2	8	1	5	6
7	2	5	6	1	4	9	3	8
8	9	4	1	5	6	3	2	7
1	6	2	3	7	9	8	4	5
5	7	3	8	4	2	6	1	9
4	3	8	2	6	7	5	9	1
9	1	7	5	8	3	4	6	2
2	5	6	4	9	1	7	8	3

Puzzle 24

3	8	9	6	7	1	5	4	2
2	5	1	9	3	4	8	7	6
6	4	7	2	8	5	9	3	1
9	7	6	3	1	2	4	5	8
5	1	4	8	9	7	6	2	3
8	3	2	5	4	6	7	1	9
1	6	3	7	5	9	2	8	4
4	9	5	1	2	8	3	6	7
7	2	8	4	6	3	1	9	5

Puzzle 25

7	6	2	3	1	9	4	8	5
9	4	3	5	8	6	7	1	2
5	8	1	7	2	4	6	9	3
6	3	4	9	7	5	1	2	8
1	9	7	8	3	2	5	6	4
2	5	8	4	6	1	3	7	9
3	2	5	1	9	7	8	4	6
8	1	9	6	4	3	2	5	7
4	7	6	2	5	8	9	3	1

Puzzle 26

5	8	2	4	3	7	9	6	1
3	6	1	8	9	5	7	4	2
7	9	4	1	2	6	8	5	3
9	7	5	2	6	4	3	1	8
4	2	8	3	5	1	6	7	9
6	1	3	7	8	9	5	2	4
1	4	6	9	7	3	2	8	5
2	5	9	6	1	8	4	3	7
8	3	7	5	4	2	1	9	6

Puzzle 27

5	7	6	2	8	9	1	4	3
1	3	9	4	7	5	6	8	2
8	4	2	1	6	3	9	5	7
9	8	4	7	2	6	3	1	5
3	6	7	8	5	1	4	2	9
2	1	5	3	9	4	7	6	8
7	2	1	6	3	8	5	9	4
4	9	8	5	1	7	2	3	6
6	5	3	9	4	2	8	7	1

Puzzle 28

2	6	7	1	5	9	4	3	8
5	4	8	6	3	2	9	7	1
3	9	1	8	4	7	6	5	2
9	2	3	5	6	4	1	8	7
1	8	5	9	7	3	2	4	6
4	7	6	2	8	1	5	9	3
7	3	9	4	2	6	8	1	5
8	1	2	7	9	5	3	6	4
6	5	4	3	1	8	7	2	9

Puzzle 29

1	7	3	6	4	9	2	8	5
2	9	4	5	1	8	3	7	6
8	5	6	7	2	3	4	9	1
4	8	1	9	5	7	6	3	2
5	6	7	2	3	4	8	1	9
3	2	9	8	6	1	7	5	4
7	4	8	1	9	6	5	2	3
6	1	2	3	7	5	9	4	8
9	3	5	4	8	2	1	6	7

Puzzle 30

1	4	3	9	7	2	6	5	8
8	9	7	3	5	6	4	1	2
5	2	6	4	1	8	9	3	7
4	6	5	8	3	9	7	2	1
9	3	2	1	6	7	8	4	5
7	8	1	5	2	4	3	6	9
6	5	4	7	8	1	2	9	3
2	1	8	6	9	3	5	7	4
3	7	9	2	4	5	1	8	6

Puzzle 31

5	6	2	4	9	7	8	1	3
9	7	3	1	8	5	6	4	2
4	1	8	3	6	2	5	9	7
8	2	6	9	5	4	3	7	1
7	4	9	6	3	1	2	5	8
3	5	1	7	2	8	4	6	9
6	8	5	2	1	9	7	3	4
2	9	7	5	4	3	1	8	6
1	3	4	8	7	6	9	2	5

Puzzle 32

3	9	2	8	1	6	4	7	5
8	1	7	4	5	9	2	6	3
6	4	5	3	2	7	9	1	8
2	5	1	6	3	8	7	9	4
9	6	3	7	4	1	5	8	2
7	8	4	5	9	2	1	3	6
4	2	8	9	7	3	6	5	1
1	7	6	2	8	5	3	4	9
5	3	9	1	6	4	8	2	7

Puzzle 33

3	7	4	5	8	6	9	2	1
9	6	8	2	1	7	5	3	4
1	2	5	4	3	9	7	6	8
4	5	7	6	2	8	1	9	3
6	1	3	9	4	5	8	7	2
8	9	2	3	7	1	4	5	6
7	3	6	8	9	4	2	1	5
2	4	1	7	5	3	6	8	9
5	8	9	1	6	2	3	4	7

Puzzle 34

2	8	7	5	9	4	3	1	6
6	4	3	1	7	8	9	2	5
5	9	1	6	3	2	4	8	7
7	6	2	3	5	1	8	4	9
8	1	9	2	4	6	7	5	3
3	5	4	9	8	7	2	6	1
4	7	5	8	6	9	1	3	2
1	3	8	7	2	5	6	9	4
9	2	6	4	1	3	5	7	8

Puzzle 35

1	2	6	7	9	3	5	4	8
8	7	9	5	4	6	3	1	2
5	4	3	1	8	2	7	6	9
6	1	4	2	5	9	8	3	7
9	8	7	6	3	4	2	5	1
3	5	2	8	7	1	4	9	6
2	3	5	9	6	8	1	7	4
7	6	1	4	2	5	9	8	3
4	9	8	3	1	7	6	2	5

Puzzle 36

2	4	6	7	1	3	9	8	5
1	8	5	4	9	6	7	3	2
9	3	7	8	2	5	1	4	6
6	7	8	5	4	2	3	9	1
4	9	3	1	6	8	2	5	7
5	1	2	3	7	9	4	6	8
8	2	4	9	5	7	6	1	3
7	5	9	6	3	1	8	2	4
3	6	1	2	8	4	5	7	9

Puzzle 37

2	5	1	4	7	8	3	9	6
6	4	3	9	2	1	7	8	5
9	8	7	5	3	6	4	2	1
5	1	6	8	9	3	2	4	7
3	7	9	2	6	4	1	5	8
4	2	8	1	5	7	9	6	3
1	9	4	7	8	5	6	3	2
8	3	2	6	1	9	5	7	4
7	6	5	3	4	2	8	1	9

Puzzle 38

2	8	3	5	9	7	4	1	6
7	9	6	2	1	4	5	3	8
5	1	4	6	8	3	9	2	7
1	4	5	7	6	8	2	9	3
3	2	7	9	5	1	6	8	4
8	6	9	4	3	2	7	5	1
4	3	2	8	7	9	1	6	5
6	7	8	1	2	5	3	4	9
9	5	1	3	4	6	8	7	2

Puzzle 39

4	2	9	8	1	3	5	6	7
6	8	7	9	4	5	2	1	3
5	1	3	6	7	2	4	8	9
9	4	1	5	2	7	6	3	8
2	7	5	3	6	8	9	4	1
3	6	8	1	9	4	7	5	2
7	5	4	2	8	1	3	9	6
1	3	6	7	5	9	8	2	4
8	9	2	4	3	6	1	7	5

Puzzle 40

1	2	6	7	4	9	3	8	5
9	5	7	1	8	3	6	4	2
4	8	3	2	6	5	7	1	9
5	4	2	8	7	1	9	6	3
7	3	8	6	9	2	1	5	4
6	9	1	5	3	4	2	7	8
3	6	5	9	1	8	4	2	7
8	1	9	4	2	7	5	3	6
2	7	4	3	5	6	8	9	1

Puzzle 41

5	4	2	1	8	9	3	6	7
3	9	1	6	7	2	4	8	5
6	7	8	4	3	5	9	2	1
4	2	7	3	5	1	6	9	8
1	3	6	9	2	8	7	5	4
9	8	5	7	6	4	1	3	2
8	6	4	2	9	7	5	1	3
7	5	3	8	1	6	2	4	9
2	1	9	5	4	3	8	7	6

Puzzle 42

6	3	7	5	8	2	4	9	1
4	8	2	9	1	3	7	5	6
5	9	1	6	7	4	2	3	8
1	2	3	4	6	9	5	8	7
9	6	8	1	5	7	3	2	4
7	4	5	3	2	8	6	1	9
2	7	9	8	3	6	1	4	5
3	1	4	7	9	5	8	6	2
8	5	6	2	4	1	9	7	3

Puzzle 43

7	9	6	4	2	3	8	1	5
2	8	3	1	9	5	4	7	6
5	4	1	7	6	8	2	3	9
6	1	7	9	3	4	5	2	8
9	5	8	2	7	1	3	6	4
3	2	4	8	5	6	1	9	7
4	6	9	5	1	2	7	8	3
1	3	5	6	8	7	9	4	2
8	7	2	3	4	9	6	5	1

Puzzle 44

2	7	8	6	9	5	1	3	4
5	9	4	2	3	1	7	6	8
6	3	1	7	4	8	2	5	9
8	5	3	4	6	2	9	1	7
1	2	7	3	5	9	4	8	6
9	4	6	1	8	7	3	2	5
3	8	5	9	1	4	6	7	2
4	1	2	5	7	6	8	9	3
7	6	9	8	2	3	5	4	1

Puzzle 45

8	3	9	5	2	1	4	7	6
4	5	1	7	9	6	3	8	2
6	2	7	3	4	8	9	1	5
7	9	5	6	8	3	2	4	1
1	6	3	2	7	4	5	9	8
2	4	8	1	5	9	6	3	7
5	7	4	9	1	2	8	6	3
9	1	6	8	3	5	7	2	4
3	8	2	4	6	7	1	5	9

Puzzle 46

7	3	1	5	4	9	2	8	6
5	8	9	1	6	2	4	7	3
2	6	4	7	3	8	9	1	5
9	4	6	8	1	5	7	3	2
3	1	5	2	7	4	6	9	8
8	2	7	6	9	3	5	4	1
1	7	3	4	5	6	8	2	9
6	9	8	3	2	7	1	5	4
4	5	2	9	8	1	3	6	7

Puzzle 47

8	2	1	5	3	9	6	7	4
6	7	5	4	8	1	9	2	3
3	4	9	6	7	2	5	8	1
9	8	4	7	1	5	3	6	2
5	3	6	9	2	4	8	1	7
7	1	2	8	6	3	4	5	9
2	5	3	1	9	6	7	4	8
1	6	7	3	4	8	2	9	5
4	9	8	2	5	7	1	3	6

Puzzle 48

6	1	3	5	2	7	9	4	8
8	5	9	3	1	4	7	6	2
7	2	4	9	6	8	1	3	5
9	4	6	8	7	3	5	2	1
5	8	1	2	9	6	3	7	4
3	7	2	4	5	1	8	9	6
1	9	8	7	4	2	6	5	3
2	3	5	6	8	9	4	1	7
4	6	7	1	3	5	2	8	9

Puzzle 49

2	1	4	6	7	8	9	3	5
3	6	9	5	1	2	8	7	4
5	8	7	4	3	9	1	2	6
4	2	1	8	9	3	6	5	7
7	9	3	2	5	6	4	8	1
8	5	6	1	4	7	2	9	3
9	3	2	7	6	1	5	4	8
1	7	5	9	8	4	3	6	2
6	4	8	3	2	5	7	1	9

Puzzle 50

4	2	8	6	9	3	5	7	1
1	5	9	7	4	2	8	3	6
3	7	6	1	5	8	9	4	2
7	3	1	4	6	9	2	5	8
2	6	5	8	7	1	3	9	4
9	8	4	2	3	5	1	6	7
6	1	3	9	8	7	4	2	5
5	4	2	3	1	6	7	8	9
8	9	7	5	2	4	6	1	3

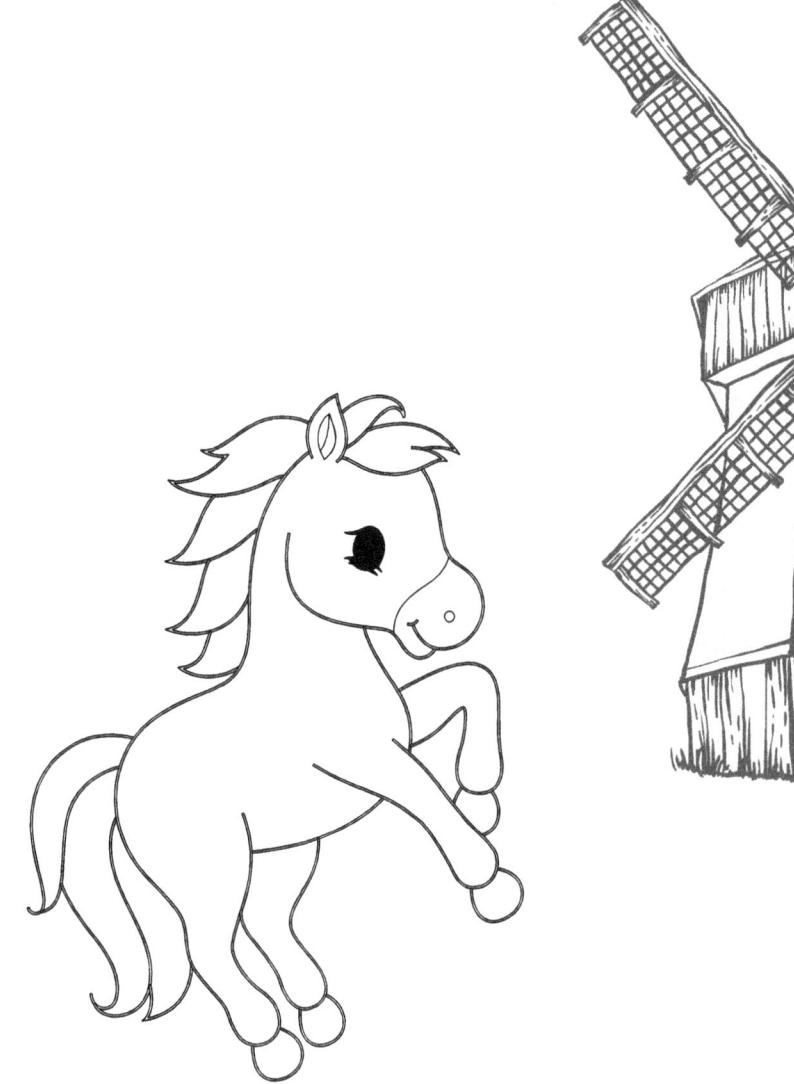
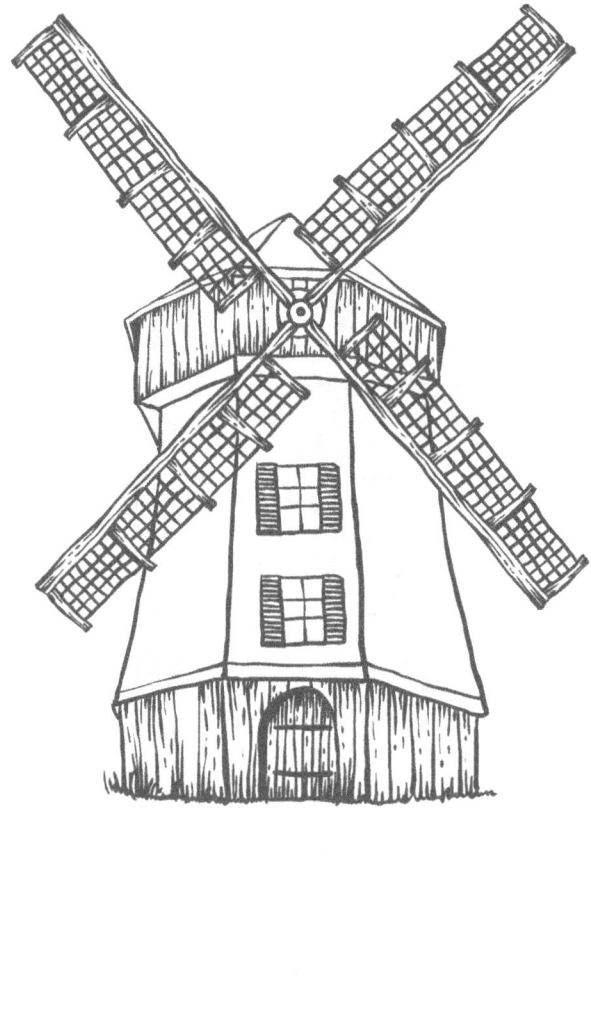

MEDIUM : Level 2

Puzzle 1

4	7	1	2	3	9	8	6	5
8	5	9	6	7	4	2	3	1
3	2	6	8	5	1	4	9	7
5	1	7	4	8	3	9	2	6
2	6	8	9	1	7	3	5	4
9	4	3	5	2	6	1	7	8
1	3	4	7	6	2	5	8	9
6	9	5	3	4	8	7	1	2
7	8	2	1	9	5	6	4	3

Puzzle 2

5	6	7	3	4	9	8	2	1
8	4	3	1	5	2	6	9	7
9	2	1	6	8	7	3	4	5
7	9	5	8	3	4	2	1	6
4	3	6	2	7	1	5	8	9
1	8	2	5	9	6	7	3	4
3	7	8	9	1	5	4	6	2
6	5	9	4	2	8	1	7	3
2	1	4	7	6	3	9	5	8

Puzzle 3

9	1	2	4	3	6	5	8	7
5	3	8	7	9	1	6	4	2
4	6	7	5	2	8	3	1	9
8	7	5	1	6	9	2	3	4
3	4	6	2	8	7	9	5	1
2	9	1	3	5	4	8	7	6
7	8	3	6	4	2	1	9	5
6	5	4	9	1	3	7	2	8
1	2	9	8	7	5	4	6	3

Puzzle 4

3	2	5	4	7	9	6	8	1
9	4	7	8	6	1	2	3	5
6	8	1	2	3	5	9	4	7
4	9	2	1	5	7	3	6	8
1	5	8	3	2	6	4	7	9
7	6	3	9	8	4	5	1	2
2	3	4	7	9	8	1	5	6
8	1	6	5	4	2	7	9	3
5	7	9	6	1	3	8	2	4

Puzzle 5

6	3	4	9	1	7	2	8	5
9	1	2	8	5	4	3	6	7
5	8	7	6	3	2	4	1	9
8	9	3	2	7	6	5	4	1
7	4	5	1	9	3	8	2	6
1	2	6	5	4	8	7	9	3
3	5	1	4	2	9	6	7	8
4	6	9	7	8	5	1	3	2
2	7	8	3	6	1	9	5	4

Puzzle 6

4	2	8	7	6	9	3	5	1
9	6	1	4	3	5	8	7	2
3	7	5	8	1	2	9	6	4
2	5	3	9	7	1	6	4	8
7	8	6	2	5	4	1	3	9
1	9	4	6	8	3	5	2	7
5	1	7	3	2	8	4	9	6
8	4	2	5	9	6	7	1	3
6	3	9	1	4	7	2	8	5

Puzzle 7

5	4	6	7	9	8	1	2	3
2	8	3	1	5	4	7	9	6
7	9	1	2	3	6	4	5	8
6	3	4	9	8	1	5	7	2
1	5	2	4	7	3	6	8	9
8	7	9	5	6	2	3	4	1
4	6	5	3	2	9	8	1	7
3	2	7	8	1	5	9	6	4
9	1	8	6	4	7	2	3	5

Puzzle 8

9	1	2	8	3	6	4	7	5
6	7	8	4	1	5	3	9	2
4	5	3	9	7	2	1	8	6
1	8	6	2	4	9	7	5	3
3	4	9	7	5	1	6	2	8
7	2	5	6	8	3	9	4	1
5	6	4	3	2	7	8	1	9
8	9	1	5	6	4	2	3	7
2	3	7	1	9	8	5	6	4

Puzzle 9

5	8	3	6	1	2	9	7	4
6	9	7	4	8	3	1	5	2
2	4	1	9	5	7	8	3	6
7	6	5	2	4	9	3	8	1
1	2	9	3	6	8	7	4	5
8	3	4	5	7	1	6	2	9
3	5	2	8	9	6	4	1	7
9	1	8	7	2	4	5	6	3
4	7	6	1	3	5	2	9	8

Puzzle 10

9	3	4	5	8	1	2	7	6
1	6	2	3	7	9	4	8	5
8	7	5	4	6	2	9	3	1
7	9	3	2	1	6	8	5	4
4	2	8	9	3	5	1	6	7
5	1	6	8	4	7	3	2	9
6	5	9	1	2	3	7	4	8
2	4	7	6	9	8	5	1	3
3	8	1	7	5	4	6	9	2

Puzzle 11

9	3	5	1	8	6	4	7	2
4	7	1	2	3	5	8	9	6
6	2	8	9	7	4	1	5	3
1	8	9	4	6	3	7	2	5
5	6	7	8	1	2	9	3	4
2	4	3	5	9	7	6	1	8
8	1	6	3	5	9	2	4	7
3	9	4	7	2	8	5	6	1
7	5	2	6	4	1	3	8	9

Puzzle 12

7	9	5	4	8	2	3	6	1
3	8	6	9	7	1	2	5	4
4	1	2	3	6	5	8	7	9
2	5	7	8	1	9	4	3	6
8	3	4	7	5	6	9	1	2
1	6	9	2	4	3	7	8	5
5	4	3	1	2	8	6	9	7
9	7	1	6	3	4	5	2	8
6	2	8	5	9	7	1	4	3

Puzzle 13

3	1	2	4	8	9	5	7	6
8	9	7	1	5	6	3	2	4
6	4	5	2	3	7	8	9	1
4	7	3	9	2	5	1	6	8
9	5	1	8	6	4	7	3	2
2	8	6	7	1	3	9	4	5
5	2	9	6	7	8	4	1	3
7	6	8	3	4	1	2	5	9
1	3	4	5	9	2	6	8	7

Puzzle 14

2	7	4	5	9	6	3	8	1
5	9	1	3	8	4	6	7	2
3	6	8	7	1	2	5	9	4
4	1	6	9	7	3	8	2	5
7	8	3	2	5	1	4	6	9
9	5	2	6	4	8	1	3	7
8	2	7	4	6	5	9	1	3
6	3	5	1	2	9	7	4	8
1	4	9	8	3	7	2	5	6

Puzzle 15

8	5	2	9	1	3	6	4	7
4	7	3	8	6	2	1	9	5
9	6	1	5	4	7	2	8	3
7	1	8	4	3	5	9	2	6
5	4	9	7	2	6	8	3	1
3	2	6	1	8	9	7	5	4
6	3	7	2	9	4	5	1	8
1	9	4	6	5	8	3	7	2
2	8	5	3	7	1	4	6	9

Puzzle 16

4	3	2	6	5	1	9	8	7
5	9	6	3	7	8	4	1	2
7	1	8	9	2	4	6	5	3
1	2	9	5	8	6	3	7	4
3	8	7	4	1	2	5	9	6
6	5	4	7	9	3	1	2	8
8	7	3	1	4	5	2	6	9
9	4	1	2	6	7	8	3	5
2	6	5	8	3	9	7	4	1

Puzzle 17

4	6	3	1	2	7	5	8	9
8	5	9	6	4	3	2	1	7
7	1	2	8	9	5	6	4	3
9	4	1	7	6	2	8	3	5
2	7	8	3	5	1	4	9	6
5	3	6	4	8	9	1	7	2
1	2	5	9	3	4	7	6	8
6	9	7	5	1	8	3	2	4
3	8	4	2	7	6	9	5	1

Puzzle 18

7	3	5	1	4	2	6	8	9
9	2	1	6	8	5	7	4	3
6	4	8	3	9	7	1	2	5
3	6	7	9	1	8	2	5	4
8	5	4	2	7	3	9	6	1
2	1	9	4	5	6	8	3	7
1	8	3	5	6	9	4	7	2
5	9	6	7	2	4	3	1	8
4	7	2	8	3	1	5	9	6

Puzzle 19

6	3	7	4	5	1	9	8	2
1	9	4	7	8	2	3	6	5
2	5	8	6	9	3	7	4	1
5	7	9	1	3	8	4	2	6
3	6	2	5	4	7	8	1	9
8	4	1	9	2	6	5	7	3
7	2	5	8	6	9	1	3	4
9	1	3	2	7	4	6	5	8
4	8	6	3	1	5	2	9	7

Puzzle 20

6	4	2	5	3	8	1	9	7
7	9	8	6	2	1	3	4	5
5	1	3	7	9	4	2	6	8
1	8	4	3	6	2	7	5	9
9	2	6	4	5	7	8	1	3
3	7	5	1	8	9	6	2	4
8	6	9	2	4	3	5	7	1
2	3	1	9	7	5	4	8	6
4	5	7	8	1	6	9	3	2

Puzzle 21

5	9	6	7	8	1	4	3	2
4	2	8	6	3	9	1	7	5
1	7	3	2	5	4	8	9	6
3	5	4	9	6	8	2	1	7
9	8	1	5	7	2	6	4	3
2	6	7	1	4	3	9	5	8
6	3	9	8	1	5	7	2	4
8	4	2	3	9	7	5	6	1
7	1	5	4	2	6	3	8	9

Puzzle 22

9	8	1	7	5	4	2	3	6
7	5	6	3	9	2	8	4	1
2	4	3	8	1	6	9	7	5
3	2	8	4	6	1	5	9	7
5	6	7	2	8	9	3	1	4
4	1	9	5	7	3	6	8	2
6	9	4	1	3	5	7	2	8
8	3	2	6	4	7	1	5	9
1	7	5	9	2	8	4	6	3

Puzzle 23

8	5	1	9	4	7	3	6	2
6	3	7	5	1	2	9	4	8
2	9	4	6	3	8	5	7	1
5	2	8	1	6	4	7	9	3
7	1	9	3	8	5	4	2	6
4	6	3	2	7	9	8	1	5
1	4	6	7	5	3	2	8	9
3	7	2	8	9	6	1	5	4
9	8	5	4	2	1	6	3	7

Puzzle 24

1	5	3	9	6	7	4	2	8
8	7	9	4	2	1	5	3	6
6	2	4	5	8	3	9	7	1
5	3	7	6	9	8	2	1	4
2	4	8	1	3	5	6	9	7
9	1	6	7	4	2	3	8	5
4	6	2	8	7	9	1	5	3
3	8	5	2	1	4	7	6	9
7	9	1	3	5	6	8	4	2

Puzzle 25

7	1	8	2	5	4	9	3	6
4	9	2	6	3	7	8	1	5
3	6	5	8	1	9	2	7	4
5	3	6	4	8	2	7	9	1
1	4	7	5	9	3	6	2	8
8	2	9	1	7	6	4	5	3
6	5	4	9	2	1	3	8	7
9	8	3	7	4	5	1	6	2
2	7	1	3	6	8	5	4	9

Puzzle 26

4	6	1	8	2	5	7	3	9
3	8	9	7	1	6	4	5	2
2	5	7	4	9	3	1	8	6
8	7	2	3	6	4	5	9	1
9	3	6	5	7	1	8	2	4
1	4	5	9	8	2	6	7	3
5	9	3	6	4	8	2	1	7
6	1	8	2	3	7	9	4	5
7	2	4	1	5	9	3	6	8

Puzzle 27

7	1	9	6	3	8	2	4	5
2	4	3	9	7	5	6	8	1
5	8	6	1	2	4	3	9	7
3	5	7	8	1	2	9	6	4
4	9	2	3	5	6	7	1	8
8	6	1	7	4	9	5	2	3
1	7	8	2	9	3	4	5	6
9	3	5	4	6	1	8	7	2
6	2	4	5	8	7	1	3	9

Puzzle 28

2	7	3	4	1	6	8	5	9
6	8	9	5	7	2	4	3	1
5	1	4	9	3	8	6	7	2
4	6	2	7	8	5	9	1	3
9	5	7	1	4	3	2	6	8
1	3	8	2	6	9	7	4	5
7	4	5	8	2	1	3	9	6
8	9	6	3	5	4	1	2	7
3	2	1	6	9	7	5	8	4

Puzzle 29

8	5	7	1	2	3	6	9	4
6	1	4	9	5	7	8	3	2
9	3	2	4	6	8	1	5	7
4	8	9	7	3	1	2	6	5
1	2	3	5	8	6	4	7	9
5	7	6	2	4	9	3	1	8
3	6	5	8	7	2	9	4	1
2	4	1	6	9	5	7	8	3
7	9	8	3	1	4	5	2	6

Puzzle 30

4	3	7	5	1	9	8	6	2
1	9	2	8	6	3	7	4	5
6	5	8	7	2	4	3	1	9
5	6	1	3	9	8	4	2	7
9	8	4	2	7	6	1	5	3
7	2	3	4	5	1	6	9	8
2	1	9	6	3	7	5	8	4
8	7	6	9	4	5	2	3	1
3	4	5	1	8	2	9	7	6

Puzzle 31

5	9	4	8	1	3	6	7	2
3	7	1	2	6	4	9	8	5
8	6	2	7	5	9	3	1	4
6	2	8	3	4	1	5	9	7
4	5	9	6	7	8	1	2	3
7	1	3	5	9	2	4	6	8
1	8	5	4	2	6	7	3	9
2	4	6	9	3	7	8	5	1
9	3	7	1	8	5	2	4	6

Puzzle 32

4	8	3	9	6	1	5	7	2
6	7	1	2	5	8	4	3	9
2	9	5	3	7	4	1	8	6
9	1	6	7	3	5	8	2	4
8	4	2	6	1	9	3	5	7
3	5	7	4	8	2	9	6	1
5	2	9	8	4	7	6	1	3
1	6	4	5	2	3	7	9	8
7	3	8	1	9	6	2	4	5

Puzzle 33

3	1	5	8	4	9	2	7	6
9	2	7	1	3	6	8	5	4
4	8	6	7	5	2	3	1	9
2	6	9	3	8	5	1	4	7
7	4	3	6	2	1	9	8	5
1	5	8	9	7	4	6	3	2
8	7	2	5	6	3	4	9	1
5	9	4	2	1	8	7	6	3
6	3	1	4	9	7	5	2	8

Puzzle 34

5	6	7	9	3	2	8	1	4
3	9	2	4	1	8	6	7	5
4	1	8	7	5	6	2	9	3
8	3	1	6	2	4	9	5	7
2	7	4	5	9	3	1	8	6
6	5	9	8	7	1	4	3	2
9	8	6	3	4	5	7	2	1
7	2	5	1	6	9	3	4	8
1	4	3	2	8	7	5	6	9

Puzzle 35

8	5	9	4	1	6	2	7	3
6	4	2	7	3	8	9	1	5
1	7	3	2	9	5	8	4	6
9	1	5	8	7	2	6	3	4
2	6	7	3	4	1	5	9	8
4	3	8	6	5	9	1	2	7
7	8	1	9	6	3	4	5	2
5	2	4	1	8	7	3	6	9
3	9	6	5	2	4	7	8	1

Puzzle 36

7	3	1	5	6	8	4	9	2
5	8	6	4	2	9	3	7	1
9	4	2	7	1	3	8	6	5
2	6	4	3	9	5	7	1	8
8	1	5	2	7	4	9	3	6
3	9	7	1	8	6	5	2	4
4	7	3	6	5	1	2	8	9
1	2	9	8	4	7	6	5	3
6	5	8	9	3	2	1	4	7

Puzzle 37

8	1	9	3	5	4	7	2	6
4	3	6	2	7	1	8	9	5
5	2	7	8	6	9	4	1	3
7	4	3	1	8	5	9	6	2
6	8	5	4	9	2	3	7	1
1	9	2	7	3	6	5	8	4
9	6	8	5	2	3	1	4	7
3	7	1	6	4	8	2	5	9
2	5	4	9	1	7	6	3	8

Puzzle 38

7	1	5	6	4	2	9	8	3
6	8	3	5	7	9	2	4	1
4	9	2	1	3	8	6	5	7
2	4	9	8	5	1	3	7	6
1	6	7	4	2	3	5	9	8
3	5	8	7	9	6	1	2	4
9	2	6	3	8	7	4	1	5
8	3	4	2	1	5	7	6	9
5	7	1	9	6	4	8	3	2

Puzzle 39

8	2	3	4	5	6	7	1	9
7	5	6	9	8	1	4	3	2
1	9	4	7	2	3	6	8	5
9	1	7	3	6	2	8	5	4
4	3	5	8	9	7	1	2	6
6	8	2	5	1	4	9	7	3
3	4	1	2	7	9	5	6	8
2	7	8	6	4	5	3	9	1
5	6	9	1	3	8	2	4	7

Puzzle 40

2	4	6	7	1	3	9	8	5
1	8	5	4	9	6	7	3	2
9	3	7	8	2	5	1	4	6
6	7	8	5	4	2	3	9	1
4	9	3	1	6	8	2	5	7
5	1	2	3	7	9	4	6	8
8	2	4	9	5	7	6	1	3
7	5	9	6	3	1	8	2	4
3	6	1	2	8	4	5	7	9

Puzzle 41

2	5	8	3	4	7	6	9	1
6	1	4	9	5	8	2	7	3
7	3	9	2	6	1	4	8	5
5	9	3	6	8	2	7	1	4
4	8	2	7	1	5	9	3	6
1	7	6	4	9	3	8	5	2
9	2	1	5	7	6	3	4	8
8	6	7	1	3	4	5	2	9
3	4	5	8	2	9	1	6	7

Puzzle 42

2	1	8	3	9	5	6	4	7
9	5	4	7	2	6	3	8	1
7	6	3	8	4	1	9	5	2
4	3	9	1	8	7	5	2	6
6	8	2	4	5	3	7	1	9
5	7	1	9	6	2	8	3	4
3	2	5	6	7	4	1	9	8
8	4	6	5	1	9	2	7	3
1	9	7	2	3	8	4	6	5

Puzzle 43

1	4	9	3	5	6	7	8	2
5	8	7	9	1	2	3	4	6
3	6	2	7	4	8	5	9	1
8	5	4	2	6	3	1	7	9
6	9	1	8	7	5	4	2	3
7	2	3	4	9	1	6	5	8
9	7	8	1	3	4	2	6	5
2	1	5	6	8	7	9	3	4
4	3	6	5	2	9	8	1	7

Puzzle 44

7	3	1	5	4	9	2	8	6
5	8	9	1	6	2	4	7	3
2	6	4	7	3	8	9	1	5
9	4	6	8	1	5	7	3	2
3	1	5	2	7	4	6	9	8
8	2	7	6	9	3	5	4	1
1	7	3	4	5	6	8	2	9
6	9	8	3	2	7	1	5	4
4	5	2	9	8	1	3	6	7

Puzzle 45

1	8	2	6	5	3	4	7	9
9	6	5	4	1	7	8	2	3
3	4	7	2	9	8	1	5	6
7	2	9	5	8	4	6	3	1
6	1	4	3	7	2	9	8	5
5	3	8	1	6	9	7	4	2
8	5	6	7	2	1	3	9	4
2	9	3	8	4	6	5	1	7
4	7	1	9	3	5	2	6	8

Puzzle 46

6	1	3	7	9	8	4	2	5
7	5	9	1	4	2	8	3	6
8	4	2	3	6	5	7	1	9
9	8	6	4	5	3	1	7	2
3	7	1	9	2	6	5	8	4
4	2	5	8	7	1	9	6	3
1	9	8	6	3	4	2	5	7
5	6	7	2	1	9	3	4	8
2	3	4	5	8	7	6	9	1

Puzzle 47

8	4	9	7	5	6	1	2	3
5	3	1	2	9	4	8	6	7
2	7	6	1	8	3	9	4	5
4	1	3	6	2	8	5	7	9
9	5	7	4	3	1	6	8	2
6	2	8	9	7	5	3	1	4
3	8	4	5	1	7	2	9	6
7	9	5	8	6	2	4	3	1
1	6	2	3	4	9	7	5	8

Puzzle 48

9	5	6	7	2	8	1	3	4
2	8	4	6	3	1	9	7	5
3	1	7	4	9	5	8	2	6
7	2	5	1	6	9	3	4	8
1	9	3	8	7	4	6	5	2
6	4	8	3	5	2	7	1	9
8	3	1	5	4	6	2	9	7
4	6	9	2	1	7	5	8	3
5	7	2	9	8	3	4	6	1

Puzzle 49

6	2	1	5	4	8	9	3	7
9	5	4	6	3	7	1	2	8
7	8	3	1	2	9	6	4	5
3	4	8	9	1	6	5	7	2
5	9	7	2	8	3	4	6	1
1	6	2	7	5	4	3	8	9
8	7	6	4	9	5	2	1	3
2	3	5	8	6	1	7	9	4
4	1	9	3	7	2	8	5	6

Puzzle 50

3	9	4	2	7	5	6	1	8
6	2	7	4	8	1	3	9	5
1	5	8	9	6	3	2	4	7
7	3	1	5	4	2	9	8	6
9	6	2	8	3	7	1	5	4
8	4	5	1	9	6	7	3	2
5	1	3	7	2	8	4	6	9
4	7	6	3	5	9	8	2	1
2	8	9	6	1	4	5	7	3

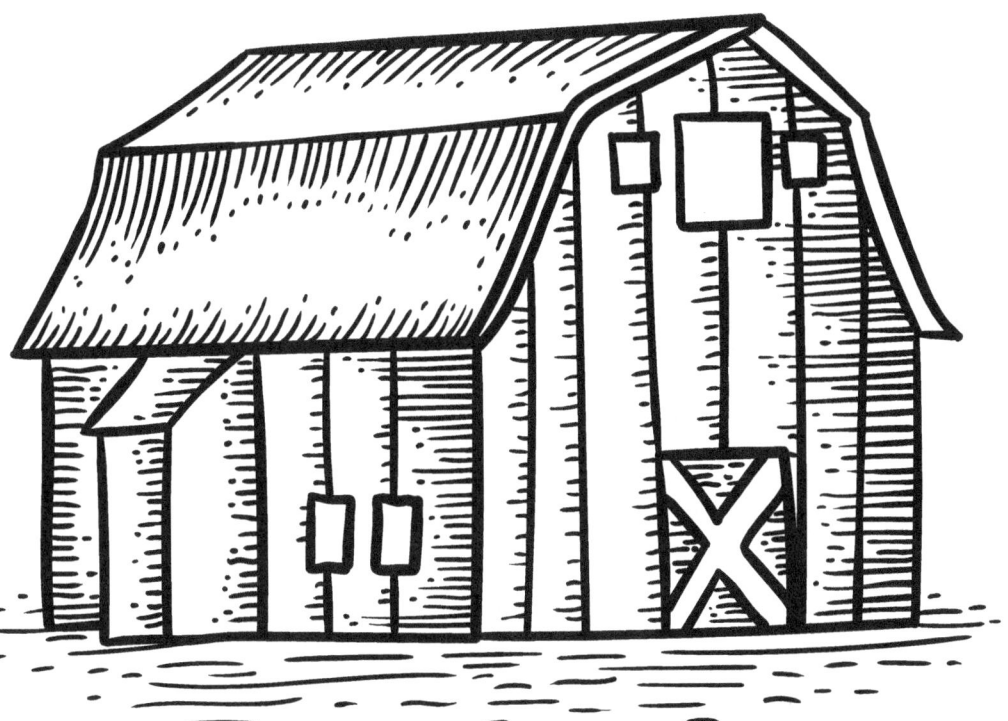

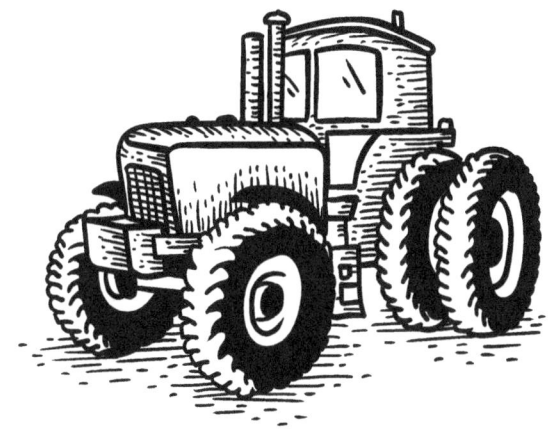

HARD : Level 1

Puzzle 1

6	9	5	3	8	2	4	7	1
4	8	3	1	6	7	5	2	9
1	7	2	9	4	5	3	8	6
7	6	1	8	2	4	9	3	5
3	4	9	7	5	1	2	6	8
2	5	8	6	3	9	1	4	7
5	3	7	2	1	8	6	9	4
8	2	4	5	9	6	7	1	3
9	1	6	4	7	3	8	5	2

Puzzle 2

2	7	6	9	8	3	5	1	4
5	8	9	1	4	6	7	3	2
4	3	1	2	5	7	9	6	8
9	5	7	4	2	1	6	8	3
1	6	2	3	9	8	4	7	5
3	4	8	7	6	5	2	9	1
6	1	3	5	7	2	8	4	9
8	9	5	6	3	4	1	2	7
7	2	4	8	1	9	3	5	6

Puzzle 3

3	1	2	6	9	7	5	8	4
4	8	7	1	5	2	3	6	9
5	6	9	3	4	8	2	7	1
7	5	1	2	3	6	9	4	8
8	4	6	9	1	5	7	3	2
9	2	3	8	7	4	1	5	6
2	3	4	7	8	1	6	9	5
1	7	8	5	6	9	4	2	3
6	9	5	4	2	3	8	1	7

Puzzle 4

8	6	4	9	7	5	1	3	2
3	5	9	8	2	1	7	4	6
1	2	7	4	3	6	8	9	5
9	1	2	7	5	8	3	6	4
4	3	8	2	6	9	5	1	7
5	7	6	1	4	3	9	2	8
6	9	3	5	8	4	2	7	1
7	8	1	6	9	2	4	5	3
2	4	5	3	1	7	6	8	9

Puzzle 5

2	9	5	8	3	7	4	1	6
3	6	4	9	5	1	2	8	7
8	1	7	6	2	4	9	5	3
5	4	9	3	6	8	1	7	2
6	2	1	7	4	5	8	3	9
7	3	8	2	1	9	5	6	4
9	5	6	4	8	3	7	2	1
1	7	2	5	9	6	3	4	8
4	8	3	1	7	2	6	9	5

Puzzle 6

4	1	2	7	5	8	6	9	3
8	7	6	2	9	3	5	4	1
3	5	9	6	1	4	7	2	8
7	8	4	3	6	1	2	5	9
2	3	5	8	7	9	1	6	4
6	9	1	5	4	2	3	8	7
5	4	8	1	2	7	9	3	6
1	6	3	9	8	5	4	7	2
9	2	7	4	3	6	8	1	5

Puzzle 7

8	5	9	4	1	6	2	7	3
6	4	2	7	3	8	9	1	5
1	7	3	2	9	5	8	4	6
9	1	5	8	7	2	6	3	4
2	6	7	3	4	1	5	9	8
4	3	8	6	5	9	1	2	7
7	8	1	9	6	3	4	5	2
5	2	4	1	8	7	3	6	9
3	9	6	5	2	4	7	8	1

Puzzle 8

4	8	3	2	6	7	1	5	9
6	1	5	3	9	4	8	2	7
7	9	2	8	1	5	4	3	6
9	2	1	5	8	6	3	7	4
3	5	7	9	4	2	6	1	8
8	4	6	1	7	3	5	9	2
1	3	9	6	2	8	7	4	5
2	6	4	7	5	1	9	8	3
5	7	8	4	3	9	2	6	1

Puzzle 9

3	9	5	7	2	6	4	8	1
7	8	6	5	4	1	9	3	2
2	4	1	3	9	8	6	5	7
6	3	9	2	1	4	8	7	5
1	7	4	8	6	5	3	2	9
5	2	8	9	7	3	1	4	6
9	6	7	4	3	2	5	1	8
8	1	3	6	5	7	2	9	4
4	5	2	1	8	9	7	6	3

Puzzle 10

4	6	8	3	1	9	2	7	5
3	5	7	6	2	4	8	1	9
1	9	2	5	7	8	3	4	6
9	8	5	2	4	6	1	3	7
7	4	6	8	3	1	9	5	2
2	1	3	7	9	5	6	8	4
5	2	1	4	6	3	7	9	8
8	7	9	1	5	2	4	6	3
6	3	4	9	8	7	5	2	1

Puzzle 11

5	3	2	8	4	1	7	9	6
4	6	7	5	2	9	3	8	1
1	9	8	3	7	6	5	2	4
8	2	6	7	5	3	1	4	9
3	4	9	1	6	2	8	7	5
7	5	1	9	8	4	6	3	2
2	8	4	6	1	7	9	5	3
9	1	5	4	3	8	2	6	7
6	7	3	2	9	5	4	1	8

Puzzle 12

8	2	7	4	6	5	1	3	9
9	4	6	3	1	8	7	2	5
5	1	3	9	2	7	4	8	6
3	5	2	1	4	9	6	7	8
1	7	9	5	8	6	2	4	3
6	8	4	7	3	2	5	9	1
4	9	8	2	5	1	3	6	7
2	6	5	8	7	3	9	1	4
7	3	1	6	9	4	8	5	2

Puzzle 13

4	7	2	3	5	8	1	6	9
9	1	8	2	7	6	3	4	5
3	5	6	1	4	9	2	7	8
8	6	1	5	2	7	9	3	4
7	4	5	9	1	3	6	8	2
2	9	3	8	6	4	7	5	1
5	8	9	7	3	1	4	2	6
1	3	4	6	8	2	5	9	7
6	2	7	4	9	5	8	1	3

Puzzle 14

5	8	7	6	3	2	1	9	4
4	1	2	9	5	8	7	3	6
6	3	9	1	7	4	5	2	8
8	5	4	7	9	6	3	1	2
2	7	6	4	1	3	9	8	5
1	9	3	2	8	5	4	6	7
3	4	1	8	6	7	2	5	9
9	2	8	5	4	1	6	7	3
7	6	5	3	2	9	8	4	1

Puzzle 15

1	8	4	9	2	3	7	6	5
3	6	7	4	5	8	2	9	1
2	9	5	1	6	7	3	4	8
6	4	3	8	1	2	9	5	7
5	7	1	3	9	6	4	8	2
9	2	8	5	7	4	6	1	3
4	1	6	2	3	5	8	7	9
8	3	9	7	4	1	5	2	6
7	5	2	6	8	9	1	3	4

Puzzle 16

8	3	1	6	2	9	7	5	4
4	2	7	3	1	5	8	9	6
6	9	5	7	4	8	2	3	1
2	6	3	8	9	4	5	1	7
1	7	4	2	5	3	9	6	8
5	8	9	1	7	6	3	4	2
9	5	6	4	8	7	1	2	3
3	1	8	5	6	2	4	7	9
7	4	2	9	3	1	6	8	5

Puzzle 17

2	6	9	4	8	1	5	7	3
7	8	1	5	2	3	4	9	6
4	3	5	6	9	7	8	1	2
8	9	2	1	4	5	6	3	7
5	1	7	2	3	6	9	4	8
6	4	3	8	7	9	1	2	5
1	2	4	7	6	8	3	5	9
9	7	8	3	5	4	2	6	1
3	5	6	9	1	2	7	8	4

Puzzle 18

6	9	5	1	2	3	7	4	8
3	8	7	4	9	6	2	5	1
1	4	2	7	8	5	3	6	9
5	2	9	6	3	1	8	7	4
7	6	1	8	4	2	9	3	5
4	3	8	5	7	9	1	2	6
2	1	4	3	5	8	6	9	7
8	5	3	9	6	7	4	1	2
9	7	6	2	1	4	5	8	3

Puzzle 19

4	1	9	3	5	8	6	2	7
8	5	2	7	1	6	9	4	3
6	7	3	9	4	2	5	1	8
2	8	7	1	6	9	4	3	5
1	9	6	4	3	5	8	7	2
3	4	5	2	8	7	1	9	6
5	2	4	6	7	1	3	8	9
9	3	8	5	2	4	7	6	1
7	6	1	8	9	3	2	5	4

Puzzle 20

6	8	5	7	4	2	1	9	3
1	7	9	3	5	6	8	4	2
2	3	4	9	8	1	6	7	5
7	6	1	5	2	9	3	8	4
9	2	8	4	1	3	5	6	7
4	5	3	8	6	7	2	1	9
3	1	6	2	9	4	7	5	8
8	9	2	1	7	5	4	3	6
5	4	7	6	3	8	9	2	1

Puzzle 21

9	5	7	3	8	6	2	1	4
2	4	6	9	7	1	5	8	3
3	1	8	4	2	5	6	7	9
8	6	3	2	4	7	1	9	5
1	2	9	8	5	3	7	4	6
4	7	5	6	1	9	3	2	8
6	8	4	7	3	2	9	5	1
5	9	2	1	6	8	4	3	7
7	3	1	5	9	4	8	6	2

Puzzle 22

7	6	3	4	9	2	5	1	8
8	9	1	3	6	5	2	4	7
2	4	5	1	7	8	3	6	9
9	8	4	6	5	7	1	3	2
1	7	2	9	4	3	8	5	6
5	3	6	2	8	1	9	7	4
6	1	7	5	2	9	4	8	3
3	2	8	7	1	4	6	9	5
4	5	9	8	3	6	7	2	1

Puzzle 23

7	6	2	3	4	9	1	5	8
4	9	5	8	1	2	3	6	7
1	8	3	7	5	6	9	2	4
2	3	6	4	8	7	5	9	1
8	5	7	2	9	1	6	4	3
9	4	1	5	6	3	7	8	2
3	2	4	6	7	5	8	1	9
5	7	9	1	2	8	4	3	6
6	1	8	9	3	4	2	7	5

Puzzle 24

9	2	4	8	7	5	1	3	6
5	1	8	2	3	6	9	7	4
7	6	3	4	1	9	5	2	8
6	9	2	5	8	3	7	4	1
4	5	1	7	6	2	8	9	3
3	8	7	9	4	1	2	6	5
8	7	6	1	9	4	3	5	2
2	3	9	6	5	8	4	1	7
1	4	5	3	2	7	6	8	9

Puzzle 25

5	3	6	8	1	2	4	7	9
1	7	4	6	9	5	8	3	2
9	2	8	3	7	4	6	5	1
7	4	1	9	5	6	2	8	3
3	9	2	7	8	1	5	6	4
6	8	5	4	2	3	1	9	7
2	1	9	5	6	7	3	4	8
8	5	3	1	4	9	7	2	6
4	6	7	2	3	8	9	1	5

Puzzle 26

8	2	3	9	5	1	6	4	7
6	1	4	7	3	2	5	8	9
9	5	7	4	8	6	3	2	1
4	9	6	2	1	8	7	3	5
1	3	5	6	4	7	2	9	8
7	8	2	3	9	5	4	1	6
5	6	1	8	2	4	9	7	3
2	7	9	1	6	3	8	5	4
3	4	8	5	7	9	1	6	2

Puzzle 27

6	7	9	5	8	1	4	3	2
8	5	3	2	4	7	1	9	6
4	1	2	6	3	9	8	5	7
9	3	8	7	5	4	2	6	1
5	2	7	8	1	6	9	4	3
1	6	4	9	2	3	7	8	5
3	4	5	1	7	8	6	2	9
7	8	6	3	9	2	5	1	4
2	9	1	4	6	5	3	7	8

Puzzle 28

3	8	4	2	9	6	7	1	5
9	7	6	1	5	3	8	4	2
5	2	1	7	4	8	3	9	6
4	5	8	6	7	1	2	3	9
1	9	7	3	2	4	6	5	8
6	3	2	5	8	9	1	7	4
7	6	9	4	3	2	5	8	1
8	1	5	9	6	7	4	2	3
2	4	3	8	1	5	9	6	7

Puzzle 29

5	8	3	2	4	7	6	1	9
9	6	7	8	5	1	4	2	3
2	1	4	9	6	3	7	8	5
8	3	5	1	9	4	2	7	6
1	2	9	3	7	6	8	5	4
7	4	6	5	2	8	9	3	1
4	7	2	6	3	5	1	9	8
3	9	8	4	1	2	5	6	7
6	5	1	7	8	9	3	4	2

Puzzle 30

3	8	1	9	5	2	7	6	4
6	2	5	7	4	3	1	9	8
4	7	9	8	1	6	2	3	5
1	9	3	4	6	8	5	7	2
8	4	7	3	2	5	9	1	6
5	6	2	1	7	9	4	8	3
2	1	8	6	9	4	3	5	7
9	3	4	5	8	7	6	2	1
7	5	6	2	3	1	8	4	9

Puzzle 31

1	8	7	4	2	9	5	6	3
3	6	4	8	5	7	1	2	9
5	9	2	6	3	1	8	4	7
6	7	5	2	8	4	3	9	1
9	4	3	5	1	6	7	8	2
8	2	1	9	7	3	4	5	6
4	3	9	1	6	8	2	7	5
2	1	6	7	4	5	9	3	8
7	5	8	3	9	2	6	1	4

Puzzle 32

2	8	4	7	9	3	1	6	5
7	6	9	4	1	5	3	2	8
1	3	5	8	6	2	4	9	7
4	5	8	2	3	7	6	1	9
9	2	1	5	4	6	7	8	3
6	7	3	9	8	1	2	5	4
5	4	6	1	7	8	9	3	2
3	9	2	6	5	4	8	7	1
8	1	7	3	2	9	5	4	6

Puzzle 33

7	4	3	6	9	5	2	8	1
8	2	5	7	1	4	6	3	9
9	6	1	8	2	3	4	7	5
4	5	7	1	3	2	8	9	6
3	8	2	5	6	9	1	4	7
6	1	9	4	8	7	3	5	2
5	9	8	2	4	1	7	6	3
2	7	6	3	5	8	9	1	4
1	3	4	9	7	6	5	2	8

Puzzle 34

5	8	1	7	3	4	2	6	9
7	9	4	2	8	6	3	5	1
6	3	2	5	9	1	8	4	7
9	1	8	4	6	5	7	3	2
2	5	3	9	1	7	6	8	4
4	6	7	8	2	3	9	1	5
3	2	9	1	5	8	4	7	6
8	7	5	6	4	2	1	9	3
1	4	6	3	7	9	5	2	8

Puzzle 35

1	7	9	3	2	8	5	6	4
3	5	2	6	7	4	9	8	1
8	6	4	9	1	5	7	2	3
5	9	8	2	6	1	3	4	7
7	2	6	4	9	3	1	5	8
4	1	3	8	5	7	2	9	6
9	4	7	1	8	2	6	3	5
6	8	1	5	3	9	4	7	2
2	3	5	7	4	6	8	1	9

Puzzle 36

9	1	7	5	4	3	8	6	2
4	5	8	2	6	1	3	9	7
2	3	6	8	9	7	4	5	1
8	7	9	1	2	5	6	4	3
3	6	1	9	7	4	5	2	8
5	2	4	3	8	6	1	7	9
6	4	2	7	1	8	9	3	5
7	8	3	6	5	9	2	1	4
1	9	5	4	3	2	7	8	6

Puzzle 37

7	8	2	4	6	1	5	3	9
6	1	5	3	7	9	4	2	8
4	3	9	8	5	2	7	6	1
5	9	4	6	3	7	1	8	2
8	6	1	9	2	4	3	7	5
3	2	7	5	1	8	6	9	4
9	5	8	7	4	3	2	1	6
2	4	3	1	8	6	9	5	7
1	7	6	2	9	5	8	4	3

Puzzle 38

8	5	9	7	3	6	4	1	2
7	1	4	9	8	2	6	3	5
3	2	6	5	1	4	7	9	8
4	6	7	8	9	1	2	5	3
5	8	3	6	2	7	1	4	9
2	9	1	3	4	5	8	6	7
1	3	5	4	7	8	9	2	6
6	4	8	2	5	9	3	7	1
9	7	2	1	6	3	5	8	4

Puzzle 39

1	6	7	5	8	4	3	2	9
9	8	5	6	2	3	7	1	4
4	3	2	1	7	9	8	5	6
8	1	4	9	3	5	2	6	7
7	2	3	8	6	1	4	9	5
5	9	6	7	4	2	1	3	8
6	4	9	2	1	8	5	7	3
3	7	1	4	5	6	9	8	2
2	5	8	3	9	7	6	4	1

Puzzle 40

2	1	4	7	9	5	6	3	8
7	6	3	2	4	8	1	5	9
8	9	5	3	6	1	7	4	2
4	7	9	6	5	2	8	1	3
1	2	8	4	3	7	9	6	5
3	5	6	1	8	9	2	7	4
9	8	1	5	7	3	4	2	6
6	3	2	8	1	4	5	9	7
5	4	7	9	2	6	3	8	1

Puzzle 41

3	4	2	8	1	9	7	5	6
8	7	1	6	3	5	9	2	4
9	6	5	4	2	7	8	3	1
5	1	3	2	6	8	4	7	9
4	9	8	5	7	1	2	6	3
6	2	7	3	9	4	5	1	8
7	8	4	1	5	3	6	9	2
1	5	6	9	8	2	3	4	7
2	3	9	7	4	6	1	8	5

Puzzle 42

6	5	2	8	1	7	3	4	9
9	4	8	6	3	2	1	5	7
1	7	3	4	9	5	8	2	6
3	2	5	1	6	9	7	8	4
7	8	1	2	5	4	6	9	3
4	6	9	7	8	3	2	1	5
8	1	7	5	4	6	9	3	2
2	9	4	3	7	1	5	6	8
5	3	6	9	2	8	4	7	1

Puzzle 43

6	2	1	5	4	8	9	3	7
9	5	4	6	3	7	1	2	8
7	8	3	1	2	9	6	4	5
3	4	8	9	1	6	5	7	2
5	9	7	2	8	3	4	6	1
1	6	2	7	5	4	3	8	9
8	7	6	4	9	5	2	1	3
2	3	5	8	6	1	7	9	4
4	1	9	3	7	2	8	5	6

Puzzle 44

3	6	1	7	9	4	8	2	5
8	7	5	3	2	6	9	1	4
4	9	2	5	1	8	3	6	7
9	3	8	2	4	7	6	5	1
2	1	7	8	6	5	4	3	9
6	5	4	9	3	1	2	7	8
7	2	9	1	8	3	5	4	6
1	8	6	4	5	2	7	9	3
5	4	3	6	7	9	1	8	2

Puzzle 45

3	1	9	7	2	5	6	8	4
2	4	7	8	1	6	9	5	3
8	5	6	9	3	4	2	7	1
6	7	4	5	9	3	1	2	8
1	3	5	2	6	8	7	4	9
9	8	2	4	7	1	3	6	5
7	2	8	3	4	9	5	1	6
5	6	3	1	8	7	4	9	2
4	9	1	6	5	2	8	3	7

Puzzle 46

5	8	9	7	4	2	6	3	1
3	4	1	8	6	9	7	5	2
7	6	2	3	5	1	9	4	8
8	7	4	6	1	3	5	2	9
1	2	6	9	7	5	4	8	3
9	3	5	4	2	8	1	7	6
2	9	7	5	8	6	3	1	4
4	1	3	2	9	7	8	6	5
6	5	8	1	3	4	2	9	7

Puzzle 47

8	7	2	9	6	1	4	5	3
9	4	3	5	7	2	6	1	8
6	1	5	8	4	3	7	9	2
7	6	1	2	9	4	8	3	5
3	5	9	6	8	7	1	2	4
2	8	4	3	1	5	9	6	7
5	9	8	7	3	6	2	4	1
4	2	7	1	5	9	3	8	6
1	3	6	4	2	8	5	7	9

Puzzle 48

9	6	8	7	2	5	1	3	4
1	7	5	8	4	3	2	6	9
3	4	2	1	6	9	8	7	5
5	9	4	2	3	7	6	1	8
6	3	7	9	1	8	4	5	2
2	8	1	4	5	6	3	9	7
8	1	9	3	7	4	5	2	6
4	2	6	5	9	1	7	8	3
7	5	3	6	8	2	9	4	1

Puzzle 49

3	8	4	2	9	6	7	1	5
9	7	6	1	5	3	8	4	2
5	2	1	7	4	8	3	9	6
4	5	8	6	7	1	2	3	9
1	9	7	3	2	4	6	5	8
6	3	2	5	8	9	1	7	4
7	6	9	4	3	2	5	8	1
8	1	5	9	6	7	4	2	3
2	4	3	8	1	5	9	6	7

Puzzle 50

1	5	2	4	3	6	7	8	9
9	7	6	5	1	8	3	4	2
8	3	4	7	9	2	1	5	6
7	4	5	8	2	1	6	9	3
6	1	3	9	5	7	8	2	4
2	8	9	6	4	3	5	7	1
4	9	8	1	6	5	2	3	7
3	6	7	2	8	9	4	1	5
5	2	1	3	7	4	9	6	8

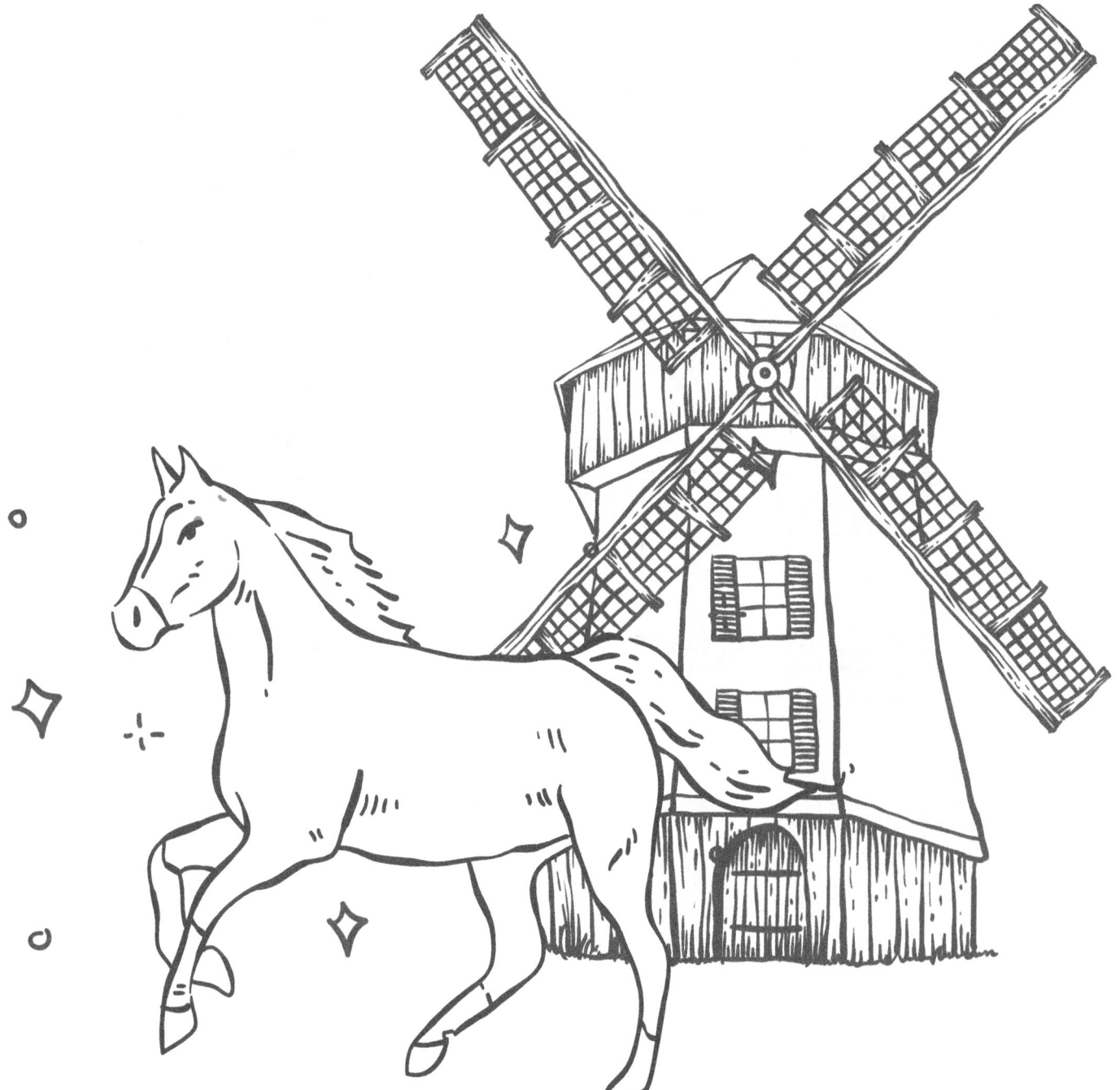

Note:

www.ingramcontent.com/pod-product-compliance
Lightning Source LLC
Chambersburg PA
CBHW080613220526
45466CB00010B/3333
* 9 7 8 1 6 7 7 0 5 2 8 0 6 *